Hemaunshi Patil
Nitin Gulve

Arcos ortodônticos

Hemaunshi Patil
Nitin Gulve

Arcos ortodônticos

ScienciaScripts

Imprint

Any brand names and product names mentioned in this book are subject to trademark, brand or patent protection and are trademarks or registered trademarks of their respective holders. The use of brand names, product names, common names, trade names, product descriptions etc. even without a particular marking in this work is in no way to be construed to mean that such names may be regarded as unrestricted in respect of trademark and brand protection legislation and could thus be used by anyone.

Cover image: www.ingimage.com

This book is a translation from the original published under ISBN 978-620-2-05035-7.

Publisher:
Sciencia Scripts
is a trademark of
Dodo Books Indian Ocean Ltd. and OmniScriptum S.R.L publishing group

120 High Road, East Finchley, London, N2 9ED, United Kingdom
Str. Armeneasca 28/1, office 1, Chisinau MD-2012, Republic of Moldova, Europe
Printed at: see last page
ISBN: 978-620-8-22864-4

<u>ÍNDICE</u>

<u>RECONHECIMENTO</u>

"Inclino a minha cabeça humildemente ao Todo-Poderoso por todas as suas bênçãos."

Aproveito esta oportunidade para expressar a minha profunda gratidão ao **Dr. Nitin D. Gulve**, Professor e Diretor do Departamento de Ortodontia e Ortopedia Facial, que tem sido o meu guia e uma fonte constante de inspiração e apoio. Estou-lhe extremamente grato por ter sido muito paciente e encorajador ao longo de todo o meu percurso de estudo. Agradeço-lhe sinceramente por todos os esforços que fez para me ajudar a melhorar e a aperfeiçoar esta dissertação da biblioteca. Ele tem sido muito encorajador todos os dias da minha formação pós-graduada e estou-lhe verdadeiramente grato por ter feito emergir em mim um melhor estudante todos os dias.

Estou grato ao **Dr. Sanjay Bhawsar**, Diretor do MGV'S KBH Dental College and Hospital, Nashik, por me ter dado a oportunidade de fazer parte desta instituição.

Estou grato à **Dra. Sheetal Patani,** ao **Dr. Amit Nehete** e à **Dra. Radhika Shukla** pela sua ajuda constante.

Os meus sinceros agradecimentos aos meus superiores, **Dr. Pallavi More, Dr. Shweta Dhope, Dr. Kanchan Wadekar** e aos meus colegas, **Dr. Chinglembi Nongthombam** e **Dr. Rashi Rauka**, por todo o seu apoio e ajuda generosa.

Estou grata aos meus colegas **Dr. Anuja Bhavsar, Dr. Gargilaxmi Elkunchwar** e **Dr. Dnyaneshwari Kakade** pela sua ajuda.

Não consigo exprimir por palavras a minha gratidão aos meus queridos pais, **Dr.**

Dinesh Patil e Sra. Purnima Patil, ao meu irmão **Urvesh Patil e** a **toda a minha família** pela sua motivação. É graças à sua forte convicção e confiança que estou aqui hoje. Estou-lhes verdadeiramente grato. Agradeço também ao meu companheiro de viagem pelo seu grande amor.

Dr. Hemaunshi Dinesh Patil

CAPÍTULO 1. INTRODUÇÃO

Se folhearmos as páginas da história, descobrimos que o homem sempre foi obcecado por uma busca incessante para melhorar a sua qualidade de vida e a dos seus semelhantes. A longa história de desenvolvimento tecnológico do homem tem sido marcada por uma procura contínua de materiais melhorados. Este esforço resultou numa vasta gama de novos materiais que afectaram quase todos os aspectos da vida contemporânea, não sendo a ortodontia uma exceção.

Os recentes desenvolvimentos na ciência dos materiais melhoraram a tecnologia dos fios ortodônticos. O ritmo da mudança tem sido grande, deixando ao clínico uma escolha desconcertante de materiais para efeitos de aplicação de força.

Os materiais dos arcos constituem uma grande parte desta mudança, e a seleção do arco apropriado requer um conhecimento profundo da biomecânica do arco e das aplicações clínicas. Esse conhecimento requer a caraterização adequada das ligas dos arcos para prever seu resultado quando usadas clinicamente.

Até a década de 1930, os únicos fios ortodônticos disponíveis eram feitos de ouro. O aço inoxidável austenítico, com a sua maior resistência, maior módulo de elasticidade, boa resistência à corrosão e custos moderados, foi introduzido como fio ortodôntico em 1929 e, pouco depois, ganhou popularidade em relação ao ouro. Desde então, várias outras ligas com propriedades desejáveis foram adoptadas em ortodontia. Estas incluem o cobalto-crómio, o níquel-titânio, o beta-titânio e os fios de aço inoxidável multiestriados.

A introdução de novos fios ortodônticos proporcionou à profissão uma seleção muito maior de propriedades dos fios. A par desta vasta e crescente seleção, tem-se assistido a um aumento da confusão na escolha dos fios ideais. A seleção do fio é um assunto extremamente complexo que transcende todos os aspectos da ortodontia, incluindo a biologia do movimento dentário, as magnitudes de tensão, a mecanoterapia e as filosofias de tratamento individuais, a física, as propriedades físicas e a resposta individual do paciente.

Ao entrarmos no século XXI, olhamos para o século XX em termos de vários tipos de inovações globais. Do ponto de vista da verdadeira estética - por outras palavras, do ponto de vista de não tornar as coisas mais pequenas, mas sim de as tornar da cor dos dentes - os profissionais afirmam que a estética é desejável, mas que a função é primordial e que as caraterísticas destes compósitos estéticos irão conquistar uma parte significativa do mercado dentro de poucos anos. Assim, podemos ver como as filosofias dos aparelhos e o progresso da ciência dos materiais estão intimamente relacionados.

Com a introdução dos arcos compostos estéticos, os arcos metálicos serão provavelmente substituídos na maioria das terapias ortodônticas. Os fios de arco são revistos na ordem do seu desenvolvimento, com ênfase em propriedades e caraterísticas específicas, tais como resistência, rigidez, alcance, formabilidade e soldabilidade. Uma vez que ainda não foi encontrado um material ideal, os arcos devem ser selecionados no contexto da sua utilização prevista durante o tratamento.

REFRÊNCIAS

1. Proffit WR, Fields HW, Sarver DM. Contemporary orthodontics. 4th ed. St. Louis: Elsevier Mosby; 2009.

2. Kusy RP. Biomateriais ortodônticos: Do passado ao presente, Angle Orthod 2002; 72:501-512.

3. Kusy RP. Uma revisão dos arcos contemporâneos: Suas propriedades e caraterísticas. Angle Orthod 1997; 67:197-207.

*****

CAPÍTULO 2. ANTECEDENTES HISTÓRICOS

A primeira prova da utilização de arame para o tratamento dos dentes foi encontrada num túmulo romano no Egito, onde os dentes estavam ligados com um arame de ouro. Assim, as más oclusões inerentes e a utilização de forças corretivas foram reconhecidas, a virtude de manter o espaço foi apreciada e o primeiro material ortodôntico foi documentado - um fio de ouro para ligaduras.

O precursor do fio ortodôntico, usado para tratamento no final de 1800, foi o "arco de arco". O arco de arco típico era desenhado numa liga de níquel-prata ou platina-ouro com um diâmetro de 0,032 a 0,036 polegadas.

Em 1819, Delabarre introduziu o berço de arame, e isso marcou o nascimento da ortodontia contemporânea. Mais tarde, Schange demonstrou que o berço de fio de ouro proporcionava uma ancoragem adequada e formava uma base para os acessórios.

A escassez de materiais dentários adequados no final do século XIX lançou E.H. Angle na sua busca de novas fontes.

O mecanismo edgewise introduzido pelo Dr. Edward Angle na década de 1920 incluía fios, fabricados com ligas de metais preciosos, mais flexíveis do que o arco, devido às suas dimensões mais pequenas, e com secções transversais rectangulares e redondas. Os metais utilizados foram o ouro, a platina, o irídio e as ligas de prata. Embora tivessem boa resistência à corrosão e uma estética aceitável, não tinham a flexibilidade e a resistência à tração necessárias para maquinaçõcs complexas. Alguns dos outros materiais utilizados por Angle foram a madeira, a borracha, a vulcanite, a corda de piano e o fio de seda. Nesta altura, não eram impostas restrições aos materiais por motivos de saúde.

Depois, Angle (1887) introduziu a prata alemã (um tipo de latão) na ortodontia. Ele enfrentou a oposição de J.N. Farrar e outros contemporâneos, afirmando que ela descoloria na boca. Mesmo assim, seu uso prevaleceu até quase a segunda metade do século XX. Angle utilizou várias proporções de metais da prata alemã para a composição do latão Neusilber (Cu 65%, Ni 14%, Zn 21%), e aplicou vários graus de trabalho a frio. Assim, conseguiu obter prata alemã com diferentes propriedades - rígida para parafusos de macaco, suficientemente elástica para arcos de expansão e suficientemente maleável para fazer bandas.

Durante este período, o ouro, a platina, a prata, o aço, a borracha de goma, a vulcanite e, ocasionalmente, a madeira, o marfim, o zinco e o cobre foram utilizados sob a forma de laços, ganchos, esporas e ligaduras. O ouro de catorze a dezoito quilates era habitualmente utilizado em fios, bandas, fechos, ligaduras e esporas, bem como em bandas e arcos de irídio-platina.

No início da década de 1930, o aço inoxidável foi introduzido na fabricação de aparelhos. Essa foi a liga que, mais tarde, realmente substituiu os metais nobres e o latão na construção de aparelhos ortodônticos. Embora Dumas, Guillet e Portevin tenham fabricado o aço inoxidável pela primeira vez na França, suas qualidades "inoxidáveis" foram relatadas pela primeira vez na Alemanha, por Monnartz, por volta de 1900-1910. Mas mesmo o aço inoxidável enfrentou a oposição de várias pessoas. Uma delas foi Emil Herbst, que acreditava que o fio de ouro era mais forte do que o aço inoxidável. Na década de 1960, o ouro foi universalmente abandonado em favor do aço inoxidável.

Por acaso, Angle utilizou aço inoxidável no seu último ano, como fio de ligadura.

Venable e Stuck, nos laboratórios Austenal da Howmedica, trabalharam no Vitallium em 1927.

Na reunião de 1931 da Associação Americana de Ortodontistas (AAO), Norris Taylor e George Paffenbarger discutiram as ligas forjadas e insinuaram que era possível obter mais elasticidade e menos fissuras nos pontos de tensão.

Begg começou a fabricar fios de aço inoxidável redondos de 0,457 mm (0,018 polegadas) com laços verticais e ganchos intermaxilares. No início da década de 1940, Begg associou-se a Wilcock para fabricar o que eles imaginavam ser o melhor fio ortodôntico resiliente - o aço inoxidável australiano.

No Oeste e Sudoeste, Carman, Walsh, Bell e outros fizeram experiências com aço inoxidável e ligas de cobalto-crómio.

Nos anos 60, as ligas de cobalto-crómio entraram em cena. A empresa de relógios Elgin desenvolveu esta liga como uma mola para os seus relógios. Mais tarde, foi comercializada pela Rocky Mountain Orthodontics como Elgiloy. Estas ligas forjadas contêm não só cobalto, crómio e molibdénio, mas também quantidades substanciais de níquel e ferro.

Em 1962, Buehler descobriu o nitinol no Naval Ordinance Laboratory, assim chamado por ser um acrónimo de Nickel-Titanium Naval Ordnance Laboratory. Em 1970, Andreason trouxe esta composição intermetálica de 50% de níquel e 50% de titânio para a ortodontia através da Universidade de Iowa. A Unitek Corporation comprou a patente em 1974 e ofereceu uma liga martensítica estabilizada que não apresentava qualquer efeito de memória de forma (SME) sob o nome de Nitinol.

Em 1986, foram propostas duas ligas "superelásticas" - NiTi japonês e NiTi chinês. Estas eram ligas austeníticas activas que formam martensite induzida por tensão.

No início dos anos 90, a Neo Sentalloy foi introduzida como uma verdadeira liga martensítica ativa que sofre SME tirando partido do efeito pseudoelástico durante a formação e do efeito termoelástico durante a recuperação.

Em 1994, foram introduzidos três produtos de cobre NiTi que tinham crómio e apresentavam o SME a 27°C, 35°C ou 40°C. Mais recentemente, foram introduzidos fios de titânio-nióbio sem níquel como fio de acabamento.

Em 1977, a fase beta do titânio foi estabilizada à temperatura ambiente e foi produzida a liga aeroespacial de titânio-molibdénio (P-III). Esta liga de beta-titânio tinha um módulo mais próximo do do ouro tradicional, juntamente com um bom retorno elástico, formabilidade e soldabilidade.

No início dos anos 90, foi comercializado o primeiro fio pseudocomposto de fibras ópticas, que foi um fracasso financeiro. As fibras ópticas revestidas com nylon ou adesivos termofusíveis tinham propriedades de rigidez tão baixas que se qualificavam como um fio "placebo" que apenas serviria para aclimatar um doente à arquitetura geral dos seus aparelhos.

Com o aumento da tecnologia informática e a introdução do CAD/CAM no fabrico de materiais ortodônticos, a quantidade de materiais produzidos aumentou. Novos materiais, como os compósitos e as cerâmicas, entraram em cena. Atualmente, existe uma preocupação crescente com os danos iatrogénicos causados pelos materiais ortodônticos, especialmente o níquel e o bis-GMA.

Foram feitos avanços rápidos no campo dos materiais dos fios ortodônticos. A necessidade de um melhor desempenho resultou no desenvolvimento de novos fios ortodônticos com propriedades físicas promissoras.

Evans dividiu as fases de desenvolvimento do fio em cinco fases, com base em

(a) Método de aplicação da força

(b) Caraterísticas de força/deflexão

(c) Material

FASE I

Método de aplicação de força: Variação na dimensão do fio

Caraterísticas de força/deflexão: Relação força/deflexão linear

Material: Aço inoxidável, ouro

FASE II

Método de aplicação de força: Variação no material do fio, mas com a mesma dimensão Caraterísticas de força/deflexão: Caraterísticas lineares de força/deflexão

Material: Beta Titânio, Níquel Titânio, Aço inoxidável, Crómio Cobalto

FASE III

Método de aplicação de força: Variação do diâmetro do fio

Caraterísticas de força/deflexão: Caraterística de deflexão de força não linear devido a alterações estruturais induzidas por tensão

Material: Níquel Titânio Superelástico

FASE IV

Método de aplicação de força: Variação na composição estrutural do material do fio

Caraterísticas de força/deflexão: Caraterística não linear de força/deflexão ditada pela mudança estrutural induzida termicamente

Material: Níquel titânio ativado termicamente

FASE V

Método de aplicação de força: Variação na composição/estrutura do fio

Caraterísticas de força/deflexão: Caraterísticas não lineares de força/deflexão ditadas por diferentes alterações estruturais induzidas termicamente nas secções do fio
Material: Titânio de níquel ativado termicamente, graduado.

REFRÊNCIAS

1. Kusy RP. Biomateriais ortodônticos: Do passado ao presente, Angle Orthod 2002; 72:501-512.

2. Robert J. Nikolai. Fio ortodôntico: Uma Evolução Contínua. Semin Orthod 1997; 3:157-165.

3. Matasa C G. Biomateriais em Ortodontia. In: Graber T M, Vanarsdall R L Jr, eds. Orthodontics current principles and techniques, 3rd ed. St. Louis: Mosby, Inc.; 1994. p. 305 -315.

4. Thurow RC. Edgewise Orthodontics. 3ª ed. St Louis, Mo: Mosby; 1972: v-viii, 22-34,148 e 270.

5. Lindquist JT. O aparelho edgewise. In: Graber TM e Swain BF, eds. Orthodontics: Princípios e Técnicas Actuais. Capítulo 9. St Louis, Mo: Mosby; 1985:565-571.

6. Kusy RP. Propriedades básicas e caraterísticas dos arcos. Pract Rev Orthod. 1995; fevereiro.

7. Venable CS, Stuck WG, Beach A. The effects on bone of the presence of metals; based on electrolysis. Ann Surg. 1937; 105:917-938.

8. Buehler WJ, Gilfrick JV, Wiley RC. Effects of low temperature phase changes on

the mechanical properties of alloys near composition NiTi. J Appl Phys. 1963; 34:1475-1484.

9. Andreasen GF, Hilleman TB. Uma avaliação de 55 fios de Nitinol com substituição de cobalto para uso em ortodontia. J Am Dent Assoc. 1971; 82:1373-1375.

10. Miura F, Mogi M, Ohura Y, Hamanaka H. A propriedade superelástica do fio da liga japonesa NiTi para uso em ortodontia. Am J Orthod Dentofacial Orthop. 1986; 90:1-10.

11. Burstone CJ. Fio chinês de Ni-Ti: uma nova liga ortodôntica. Am J Orthod. 1985;87:445-452

12. Gil FJ, Planell JA. Efeito da adição de cobre no comportamento superelástico de ligas com memória de forma NiTi para aplicações ortodônticas. Biomed Mater Res (Appl Biomater). 1999; 48:682-688.

13. Burstone CJ, Goldberg AJ. Beta titânio: uma nova liga ortodôntica. Am J Orthod. 1980; 77:121-132.

14. Talass MF. Relato de caso: Tratamento com o fio Optiflex de uma mordida aberta de classe III esquelética. J Clin Orthod. 1992; 26:245-252.

15. Evans T J W, Durning P. Atualização de produtos ortodônticos - Arcos de alinhamento, a forma do que está para vir? - Uma quarta e quinta fase de aplicação de força. Br J Orthod 1996; 23: 269-275.

*****

CAPÍTULO 3. CLASSIFICAÇÃO

Os fios utilizados nos aparelhos ortodônticos podem ser classificados de 5 formas.

De acordo com:

I. Desenho ou forma de secção transversal.

II. Diâmetro.

III. Composição.

IV. Com base na utilização em ortodontia.

V. Com base na disposição microestrutural.

I. Conceção (forma transversal).

Quando vistos na ponta, os fios têm diferentes formas. Podem ser

1. Redondo,

2. Oval,

3. Quadrado,

4. Retangular.

Estas diferentes concepções aumentam a eficiência dos fios em determinada direção.

II. Diâmetro.

As dimensões da secção transversal de um fio indicam a quantidade de material ou massa de um determinado metal que está envolvido no desenho. **Em ortodontia, as dimensões são dadas em milésimos de polegada.** Os diâmetros do fio redondo começam em 0,008" e vão até 0,045" para todos os dispositivos intra-orais.

De um modo geral, os seguintes tamanhos de fio são utilizados para efetuar os seguintes trabalhos.

1. 0,008" a 0,012" - fio de aço inoxidável redondo e macio para ligar o fio do arco aos brackets; fio de ligadura.

2. 0.012" a0.22" - arame redondo rígido de aço, Elgiloy ou ouro, utilizado para arcos.

3. 0,23" a 0,45" - utilizado para dispositivos auxiliares.

4. 0,45" a 0,060" - fios muito pesados, utilizados para dispositivos orais extra.

5. 0,020" - o ouro é raramente utilizado em diâmetros inferiores a este tamanho.

6. 0,014" a 0,014" ou 0,018" a 0,022" ou 0,021" a 0,025" ou 0,022" a 0,028" - arames quadrados e rectangulares de ouro, Elgily ou, aço utilizados para arcos na técnica edgewise.

III. Composição.

1. Ouro.

2. Aço inoxidável (SS).

3. Cromo - Cobalto.

4. Níquel - Prata.

5. Níquel - Titânio.

a. i) Martensítico ii) Austenítico.

b. i) Superelástico ii) Termo - Dinâmico ou Transformador de Temperatura.

6. Cobre Níquel - Titânio.

7. Beta Titanium.

a. Sem tratamento. b. Com tratamento de superfície. {TMA DE MELADA}

8. Titânio Alfa.

9. Liga de titânio e nióbio.

10. Arcos multi-fios.

a. Aço inoxidável b. Níquel Titânio

11. fios de arco Optiflex

12. Materiais poliméricos

13. Arcos de compósito / revestidos

IV. Com base na utilização em ortodontia

1. Aparelho amovível.

2. Aparelho fixo.

V.Com base na disposição microestrutural.

1. Cúbico simples

2. Cúbico centrado na face

3. Cúbico centrado no corpo

VI. Processo de fabrico.

1. Método convencional.

2. O Girador endireitou-se.

3. O pulso endireitou-se.

*****

CAPÍTULO 4. PROPRIEDADES DOS ARCOS

O número sempre crescente de materiais no mercado levou à utilização de várias terminologias para descrever as propriedades dos fios. De seguida, apresentamos algumas delas

STRESS (σ)

A resposta interna de um corpo à aplicação de forças externas.

Definida como força (carga) por unidade de área (σ = F/A).

A tensão é medida em unidades comuns de psi ou Mpa (Mega Pascal). 1 Pascal = tensão resultante de uma força de 1 Newton (N) actuando sobre 1 metro quadrado de superfície e é igual a 1,145 x 10-3 psi, (1000 psi = 6,894 Mpa).

TIPOS DE STRESS:

1. **Tensão ou tensão de tração:** Tensão criada por dois conjuntos de forças com a mesma linha de ação e sentidos afastados um do outro.

2. **Compressão ou tensão de compressão:** Tensão criada por dois conjuntos de forças com a mesma linha de ação e sentidos um para o outro.

3. **Tensão de cisalhamento:** Tensão criada por dois conjuntos de forças não coplanares com linhas de ação paralelas e sentido oposto. É igual à força de cisalhamento por unidade de área de cisalhamento.

4. **Tensão residual:** Tensão interna que permanece entre partes de um corpo sólido após a remoção da tensão aplicada.

ESTRUTURA (a)

A consequência da tensão, que exprime a distorção interna de um corpo produzida por uma carga sobre ele. Deformação relativa de um corpo sujeito a uma carga externa.

Definida como a alteração dimensional (deformação 'Δd') dividida pela dimensão original'd'.

$(\epsilon = \frac{\Delta d}{d})$**. Comummente expresso em percentagem (%)**

As unidades comuns de tensão são polegada por polegada ou centímetro por centímetro.

No caso dos metais e ligas, a posição normal dos átomos pode ser aumentada ou diminuída pela aplicação de tensão ou força. Por exemplo, a distância inter-atómica aumenta se os átomos forem deslocados por uma força que os afasta. Quando isto acontece, a energia resultante aumenta. Nesta fase, se a força atuante for libertada, a energia voltará a ser mínima e os átomos regressarão ao seu espaçamento de equilíbrio.

Se este conceito for aplicado às configurações da rede cristalina, é evidente que muitos milhões de átomos são afectados. A força de deslocação é medida ao longo de uma determinada área e é conhecida como tensão. A alteração da posição dos átomos ao longo da dimensão é designada por deformação.

Teoricamente, existe uma tensão e uma deformação sempre que a distância inter atómica é alterada em relação à posição de equilíbrio.

O stress e a tensão andam de mãos dadas. Não é possível haver uma sem a outra. Uma tensão ligeira pode produzir uma grande deformação num prato de gelatina, mas uma tensão forte produzirá apenas uma alteração microscópica numa rocha de granito. Em ortodontia, a relação entre a tensão e a deformação indica-nos o quanto os materiais de contração se podem dobrar e a força que podem armazenar para posterior aplicação nos dentes.

MÓDULO DE ELASTICIDADE (E) (YOUNG'S MODULUS OF ELASTICITY ou E-MODULUS)

O declive da curva tensão/deformação na sua parte linear (abaixo do limite elástico). $\left(E = \dfrac{\sigma}{\epsilon}\right)$

É uma propriedade inerente ao material, que mede a sua rigidez. Um material com um módulo de elasticidade elevado deforma-se menos do que um material com um módulo baixo, quando sujeito a cargas idênticas. O módulo de elasticidade de um determinado material não é influenciado pela sua forma geométrica (comprimento e área da secção transversal) e não pode ser alterado sensivelmente por tratamento térmico, endurecimento por trabalho ou qualquer outro tipo de condicionamento. O módulo de elasticidade de um fio ortodôntico determina a sua taxa de carga/deflexão, e só pode ser alterado mudando o material do fio.

Uma vez que o módulo de elasticidade é a relação entre a tensão e a deformação, segue-se que quanto menor for a deformação para uma dada tensão, maior será o valor do módulo. Por exemplo, se um fio for difícil de dobrar, tem de ser induzida uma tensão considerável antes de se obter uma tensão ou deformação notável. Diz-se que um tal material possui um módulo de elasticidade relativamente elevado.

LIMITE PROPORCIONAL (PL)

O ponto ao longo de uma curva tensão/deformação para além do qual a tensão deixa de ser proporcional à deformação.

Um aumento adicional da tensão para além do limite proporcional levará o material a uma fase em que a remoção da tensão não causará a recuperação completa da forma original (ou seja, existe deformação residual).

Uma vez que o limite proporcional é a maior tensão possível, de acordo com a lei de Hooke que estabelece que "a tensão é proporcional à deformação", pode ser definido como a maior tensão que pode ser produzida num material, de modo a que a tensão seja diretamente proporcional à deformação. A ultrapassagem deste limite provoca uma deformação proporcionalmente maior do que o aumento da tensão, ou seja, uma carga com deformação plástica permanente.

É medido em psi ou Mpa.

Quando um material é indicado como tendo um valor elevado de limite proporcional, isso indica que a amostra do material tem maior probabilidade de suportar a tensão aplicada sem deformação permanente.

LIMITE ELÁSTICO (EL)

A deformação máxima que um corpo (por exemplo, um fio ortodôntico ou uma peça de aparelho) pode sofrer antes de ocorrer uma deformação permanente (plástica).

A distinção experimental exacta entre o limite proporcional e o limite elástico é difícil e, para todos os efeitos práticos, podem ser considerados indistinguíveis.

LIMITE DE ELASTICIDADE (YS)

Uma propriedade que representa o valor de tensão no qual ocorreu uma pequena quantidade de deformação permanente.

Um valor de 0,1% ou 0,2% da deformação permanente é normalmente selecionado e é referido como a percentagem de desvio. O limite de elasticidade de um material é sempre ligeiramente superior ao limite elástico. Um material com uma tensão de cedência elevada é mais resistente à deformação permanente do que um material com uma tensão de cedência baixa. O limite de elasticidade de um material aumenta proporcionalmente à quantidade de endurecimento a que é sujeito.

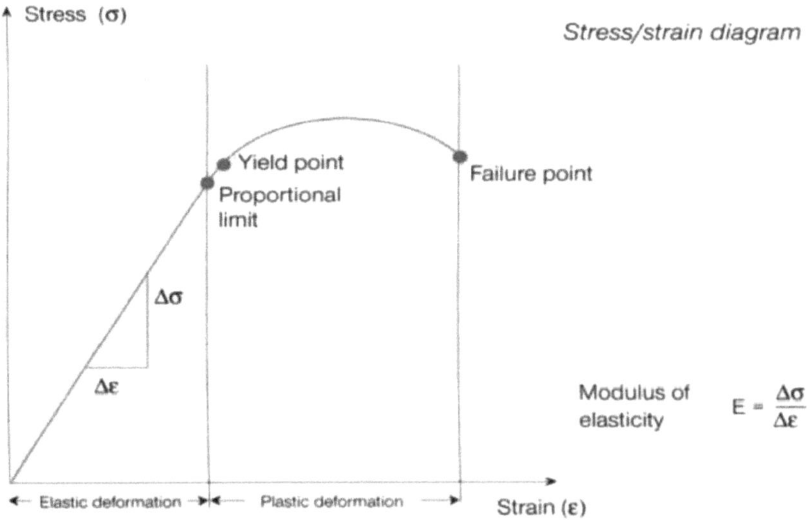

RESISTÊNCIA À TRACÇÃO FINAL (UTS)

A tensão que é necessária para provocar uma fratura ou uma determinada quantidade de deformação.

DUCTILIDADE

A capacidade de um material para suportar uma grande deformação permanente

sob uma carga de tração sem rutura.

Diz-se que um metal que pode ser facilmente estirado num fio é dúctil. A ductilidade depende fortemente da resistência.

A ductilidade depende da resistência à tração. A ductilidade de um material é indicada pela percentagem de alongamento ou deformação total em relação à resistência à tração final.

Um material é frágil se não apresentar uma deformação plástica apreciável em tensão antes da fratura. Um metal que pode ser facilmente estirado num fio é considerado dúctil. Um material dúctil pode ser dobrado ou esticado numa quantidade considerável sem fratura.

ELONGAMENTO

Deformação global (elástica e plástica) de um material em resultado da aplicação de uma força de tração.

É a deformação resultante da aplicação de uma força de tração. É normalmente expressa em percentagem de alongamento e é igual a

l / L x 100, em que

l é o aumento do comprimento

L é o comprimento original

MALEABILIDADE

A capacidade de um material para suportar deformações permanentes consideráveis sem rutura, sob compressão (como em martelagem, ou enrolamento numa folha).

A maleabilidade não é tão dependente da resistência do material como a ductilidade.

Os metais de interesse para um dentista com um estatuto relativo de maleabilidade e ductilidade são os seguintes

Ouro - Mais dúctil e mais maleável

Prata - A próxima mais dúctil e maleável

Platina - Terceira mais dúctil

Cobre - Terceiro mais maleável

RESILIÊNCIA (Energia armazenada ou nascente)

A propriedade de um material que representa a sua capacidade de armazenar energia mecânica sem deformação permanente.

Na prática diária da Ortodontia, o termo é geralmente associado à "elasticidade". A resiliência de dois ou mais fios ortodônticos pode ser comparada observando-se as áreas sob a região elástica de seus diagramas de tensão/deformação (desde que estejam plotados na mesma escala). O fio com a maior área elástica sob a curva tensão/deformação tem a maior resiliência.

TOUGHNESS

A quantidade total de energia necessária para fraturar um material. É uma medida de resistência à fratura.

A tenacidade pode ser medida calculando a área total sob a curva tensão/deformação desde a tensão zero até à tensão de fratura. A tenacidade depende da resistência e da ductilidade. Quanto maior for a resistência e maior for a ductilidade (deformação plástica total), maior será a tenacidade. Assim, um material resistente é geralmente forte, enquanto um material forte não é necessariamente resistente.

DUREZA

Resistência à indentação na superfície.

Dependendo do tipo de indentador utilizado para o ensaio de dureza, é possível distinguir entre dureza Brinell, dureza Rockwell e dureza Vickers. Entre as propriedades que são importantes para a dureza de um material estão a resistência, o limite proporcional e a ductilidade.

TRANSFORMAÇÃO DE FASE

Uma alteração no número e/ou carácter das fases que constituem a microestrutura de uma liga através de uma alteração na estrutura cristalina.

FORMABILIDADE

A quantidade de deformação permanente que um material pode suportar antes de falhar.

No caso de um fio ortodôntico, representa a quantidade de flexão permanente que o fio tolera (por exemplo, enquanto está a ser formado numa mola ou laço clinicamente útil) antes de se partir. A alta formabilidade é uma propriedade que uma liga de fio ideal para fins ortodônticos deve possuir.

FLEXIBILIDADE

A propriedade de certos materiais que podem sofrer uma tensão ou deformação maior sob a influência de uma tensão relativamente pequena.

A flexibilidade máxima é definida como a deformação que ocorre quando o material é tensionado até o seu limite proporcional. É desejável que os fios e molas ortodônticos tenham uma flexibilidade elevada, bem como um valor elevado para o limite elástico (a tensão acima da qual um fio não recupera a sua forma original).

TAXA DE DEFLEXÃO DA CARGA

Uma caraterística mecânica das molas ou fios ortodônticos, que descreve a dependência da magnitude da força gerada em relação à quantidade de deflexão (deformação, ativação).

Exprime a força por unidade de deslocamento da mola e é medida em cN/mm (g/mm). Uma mola com uma taxa de carga/deflexão baixa é capaz de gerar forças que se aproximam da constância e não dependem muito da quantidade de ativação. Os cinco principais parâmetros disponíveis ao clínico para variar a taxa de carga/deflexão são:

1. Secção transversal do fio

A taxa de carga/deflexão varia diretamente com a quarta potência do diâmetro de um fio redondo e com a terceira potência da largura (grande dimensão) de um fio retangular. Portanto, a redução da secção transversal do fio pode reduzir significativamente as caraterísticas de carga/deflexão de um aparelho ortodôntico.

2. Comprimento do fio

A taxa de carga/deflexão varia inversamente com a terceira potência do comprimento de um segmento de fio (ou cantilever); assim, pequenos aumentos no comprimento do fio podem reduzir drasticamente a taxa de carga/deflexão. Em aparelhos de arco contínuo com múltiplos acessórios, o comprimento do fio é, em grande parte, ditado pela distância entre braquetes e dentes adjacentes. A adição de laços ao fio pode servir para aumentar o comprimento, diminuindo a taxa de carga/deflexão.

3. Material do fio

A taxa de carga/deflexão é proporcional ao módulo de elasticidade (E) do material. Para o mesmo tamanho e forma de secção transversal, um material de arame com um E baixo fornecerá menos força para uma deflexão igual, do que um arame com um E elevado.

4. Configuração dos fios

A dobragem de anéis de várias formas num fio reduz a sua taxa de carga/deflexão, aumentando o comprimento do fio.

5. Condições de restrição

A taxa de carga/deflexão de um segmento de fio depende do seu modo de ligação entre dois dentes. Um segmento de arame firmemente ligado em dois braquetes de borda fornece uma carga muito maior, para uma deflexão padrão, do que um cantilever do mesmo material, comprimento e secção transversal ligado em apenas um dos braquetes (uma extremidade fixa).

ELASTICIDADE (RAIO DE ACÇÃO) E ELASTICIDADE

A recuperação exibida por um fio, ansa ou mola ortodôntica após a sua descarga (desativação) a partir de um estado no ou para além do seu limite elástico.

O retorno elástico é dado pelo rácio YS/E, que é aproximadamente igual à tensão elástica máxima, ou gama de trabalho do fio. (A expressão formal da ciência dos materiais para o retorno elástico é PL/E.) Como a curva de descarga da faixa de deformação permanente para ligas de fios ortodônticos de comportamento típico (isto é, outras ligas que não as de níquel-titânio) é paralela à curva de carga elástica, o valor de YS/E representa a quantidade aproximada de tensão elástica liberada pelo fio após a descarga (retorno elástico clinicamente útil).

SUPERELÁSTICO

Uma propriedade notável de algumas ligas que exibem uma deformação elástica reversível caracterizada por uma relação não linear distinta entre carga e deformação.

Isto é visto como um aspeto caraterístico de planalto da curva tensão/deformação durante a carga e a descarga. Em ligas superelásticas, como certas ligas de níquel-titânio, a transformação martensítica pode ser induzida pela aplicação de tensão mecânica (por exemplo, flexão).

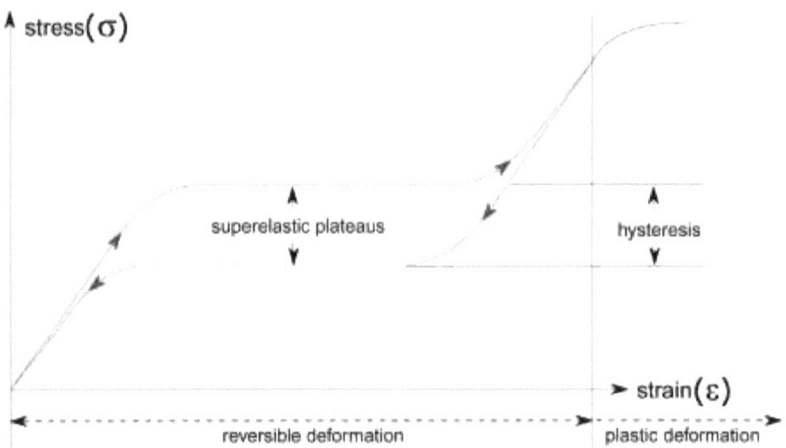

PSEUDO ELASTICIDADE

Um **comportamento não linear de tensão-deformação de um material** durante o carregamento e o descarregamento.

Muitas vezes sinónimo de superelasticidade.

<u>**TERMODINÂMICA**</u>

Isto refere-se à **capacidade de um arco voltar à sua forma pretendida uma vez aquecido através da sua temperatura de transição**. Para ter valor clínico, os arcos termodinâmicos devem ter um intervalo de transição próximo da temperatura da boca.

<u>**MEMÓRIA DE FORMAS**</u>

Uma propriedade de certas ligas (como algumas ligas de níquel-titânio) que permite a **moldagem a uma temperatura mais elevada, seguida de uma deformação a uma temperatura mais baixa e o regresso à forma original por reaquecimento.**

<u>REFRÊNCIAS:</u>

1. Brantley WA, Eliades T. Materiais ortodônticos: Aspectos científicos e clínicos. Stuttgart, Alemanha: Thieme; 2001.

2. Anusavice KJ. Phillips' Science of Dental Materials, 11ª edição W.B. Sounders Company, 2003.

3. Kapila e Sachdeva: Propriedades mecânicas e aplicação clínica de fios ortodônticos. Am J Orthod 1989; 100- 109.

4. Craig R G. Restorative dental materials, 8ª ed., Lisboa. Mosby Co.; 2002.

5. O'Brien W J: Dental materials and their selection, terceira edição, Quintessence Publishing Co, Inc2002.

6. Glossário de termos ortodônticos. John Daskalogiannakis; Quintessence Publishing Group, Dentaurum 1997.

*****

CAPÍTULO 5. REQUISITOS DE UM FIO IDEAL

As propriedades ideais para uma finalidade ortodôntica, segundo a *Proffit*, são

1. Alta resistência.

2. Baixa rigidez.

3. Gama alta.

4. Elevada formabilidade.

Kusy (1997), numa revisão dos fios de arco contemporâneos, listou algumas caraterísticas ideais desejadas num fio de arco, como segue

1. Estética.

2. Rigidez

3. Força

4. Gama

5. Dorso de mola

6. Formabilidade

7. Resiliência (Resilience)

8. Coeficiente de atrito

9. Biohostabilidade

10. Biocompatibilidade

11. Soldabilidade

1. Estética:

Atualmente, nenhum fio cumpre este critério. Quando revestidos, os fios de cor branca têm sucumbido rotineiramente às forças da mastigação e/ou à atividade enzimática da cavidade oral. Quando não revestidos, os fios transparentes têm propriedades mecânicas tão fracas que funcionam apenas como um placebo. A utilização de compósitos é uma abordagem promissora para a obtenção de um fio estético com excelentes propriedades gerais.

2. Rigidez:

Thurow define a rigidez como um rácio força/distância que é uma medida da resistência à deformação (taxa de aplicação de força).

A rigidez é definida como a relação entre a força e a deflexão de uma barra.

$$\text{Stiffness } \alpha \quad \frac{\text{Load}}{\text{Deflection}}$$

Burstone (1981) determinou a rigidez como:

a) Rigidez $(S) = W_s \times A_s$

I. e. *Rigidez do aparelho = Rigidez do fioXRigidez de projeto.*

Onde,

S = carga do aparelho - taxa de deformação

W_s = rigidez do fio

A_s = fator de rigidez de projeto.

b) Rigidez $(W_s) = M_s \times C_s$

Rigidez do fio = número de rigidez do material X número de rigidez da secção transversal Na seleção de um fio para um fim específico, a rigidez do fio deve ser o primeiro critério, uma vez que determina a relação entre a força e a deflexão na gama de trabalho ideal. O conhecimento da rigidez do fio indica-nos até que ponto o dente pode ser movido por uma força inicial específica e quanta força será aplicada numa determinada deflexão.

A rigidez de um fio pode ser variada de três formas:

1. A primeira e tradicional abordagem consiste em variar o segundo momento de área em torno do eixo de flexão, o que pode ser conseguido alterando a dimensão do fio.

2. Ao alterar o módulo de elasticidade, podem ser utilizados vários fios de arco com

diferentes módulos de elasticidade.

3. Construir um fio de aço inoxidável, por exemplo, pegar num núcleo de aço inoxidável e enrolar os fios à volta dele. O fio torna-se mais flexível à medida que há um deslizamento de contacto entre os fios de revestimento adjacentes e o núcleo do fio.

Uma forma rápida de encontrar a rigidez, de acordo com *A.J. Wilcock*, é formar um arco com o polegar, o que dá uma indicação da força necessária para deformar o material.

3. Força:

É um valor de força que mede a carga máxima possível, ou seja, a maior força que o arame ou o arranjo de arcos pode sustentar ou fornecer se for carregado até ao limite do material. Indica a capacidade total de armazenamento de força num material. *Kusy* (1997) define-o como a força necessária para ativar um arco a uma distância específica. No que diz respeito aos rácios de propriedades elásticas, uma medida da resistência é a força que um fio pode suportar elasticamente (ou seja, o seu limite elástico), que é semelhante em magnitude ao seu limite proporcional. A resistência depende de uma combinação de alcance de trabalho e rigidez. O alcance de trabalho limita a distância que um fio pode dobrar e a rigidez determina quanta força será necessária para atingir esse ponto.

A Proffit define a resistência como o produto da rigidez e da amplitude.

Força = Rigidez X Alcance.

O tamanho e a forma da secção transversal de um fio têm efeitos profundos na rigidez, na resistência e na gama de trabalho de um fio. Quando um fio é dobrado, o metal ao longo da curvatura exterior é esticado e ao longo da curvatura interior é comprimido. É esta combinação de tensão e compressão que resiste à curvatura e que, na verdade, realiza o armazenamento de energia na ação de mola do arame. O metal a meio caminho entre os dois extremos, que não é esticado nem comprimido, é o "Eixo Neutro"

- **Resistência à tração**: É o valor máximo definido para um determinado material, para além do qual, se for sujeito a tensão, o material sofre uma deformação plástica muito localizada e, finalmente, quebra.

- **Resistência ao escoamento**: Tensão na qual um material apresenta um desvio limite especificado da proporcionalidade da tensão em relação à deformação.

4. Alcance / Faixa de trabalho:

Thurow define-o como uma medida linear de até que ponto um fio ou material pode ser deformado sem exceder os limites do material.

Kusy define-o como a distância que um fio pode ser ativado por uma ativação específica. Ele denomina essa distância como intervalo de "trabalho", quando um ortodontista define o limite de ativação.

Proffit define a amplitude como a distância que o fio se dobrará elasticamente antes de ocorrer uma deformação permanente.

Efeitos do comprimento da viga e da secção transversal na rigidez, na resistência e na amplitude: Em função da dimensão da viga:

a) A rigidez é diretamente proporcional a $1/L^3$ em que "L" é o comprimento da viga e depende do "momento de inércia" (geralmente abreviado "L").

O momento de inércia é diretamente proporcional à rigidez da força necessária para produzir uma curvatura ou uma torção.

Por conseguinte, para um fio redondo

$$I = \frac{\pi d^4}{64}$$

Onde d = diâmetro do fio.

Para fios rectangulares:

$$I = \frac{Wt3}{12}$$

Em que W == Largura, t = espessura no plano de flexão.

Uma vez que o momento de inércia varia com a quarta potência do diâmetro do fio, as alterações na secção transversal afectam a rigidez muito mais do que qualquer outra propriedade. Por exemplo, um fio de 0,020" requer 16 vezes mais força para o desviar para a mesma distância do que um fio de 0,010". A rigidez de um fio depende do módulo de elasticidade. Independentemente da sua dureza, a rigidez é a mesma para fios do mesmo material.

b) A força é inversamente proporcional a L.

c) O alcance de trabalho é diretamente proporcional a L^2, em que "L" = comprimento da viga. A alteração do diâmetro de uma viga, independentemente da forma como é suportada, afecta grandemente as suas propriedades.

As partes do fio mais afastadas do eixo neutro sofrem o impacto de qualquer ação de flexão. São as que mais se esticam e comprimem, pelo que são as que mais força armazenam. Estas secções do fio são designadas por fibras extremas, um termo que é descritivo da forma e da ação desta secção do fio e nada mais. O metal não é estritamente fibroso, e as fibras extremas nunca poderiam ser dissecadas do fio como uma peça separada. Quanto maior for a distância entre o enchimento extremo e o eixo neutro, mais ele será esticado ou comprimido na flexão. Esta distância (normalmente abreviada como "c") é o índice da gama de trabalho de um fio de dobragem. A amplitude de trabalho (ou curvatura máxima aceitável) é inversamente proporcional a c.) A duplicação do diâmetro de uma viga em consola torna-a 8 vezes mais forte, mas é apenas 1/16th mais elástica e tem metade da amplitude. De uma forma mais geral, quando se comparam vigas de qualquer tipo feitas com dois tamanhos de arame, a resistência muda como uma função cúbica da razão das duas secções transversais, a elasticidade muda como a quarta potência das razões e o alcance muda como uma proporção direta. Assim, à medida que o diâmetro de um fio diminui, a sua resistência e rigidez diminuem.

A duplicação do comprimento de uma viga reduz a sua resistência para metade, mas torna-a 8 vezes mais elástica e dá-lhe 4 vezes mais alcance. De um modo mais geral, a resistência varia inversamente com o comprimento, enquanto a elasticidade varia como uma função cúbica dos rácios de comprimento e o alcance como uma função de segunda potência. Apoiar uma viga em ambas as extremidades torna-a muito mais forte mas também muito menos elástica do que apoiá-la numa extremidade. Se a viga for fixada rigidamente em ambas as extremidades, é duas vezes mais forte mas apenas 1/4th mais elástica do que uma viga do mesmo material e comprimento que pode deslizar sobre os pilares.

<u>No caso de um fio retangular</u>

A largura é definida como a dimensão perpendicular à direção de flexão no plano do eixo neutro. A espessura é a dimensão no plano da curvatura.

- Efeito da largura e espessura da gama :

A largura não tem qualquer efeito sobre o alcance, enquanto o aumento da espessura está inversamente relacionado com o alcance.

- Efeito da largura na rigidez e na resistência :

A largura tem uma relação proporcional simples com a rigidez e a resistência dos fios rectangulares. A duplicação da largura duplicará tanto a rigidez como a resistência.

- Efeito da espessura na rigidez e na resistência:

A rigidez de um fio retangular é proporcional ao cubo da espessura.

A resistência de um fio retangular é proporcional ao quadrado da espessura.

4. Springback:

Kusy define-a como a medida em que o alcance recupera após a desativação de um fio de arco ativado. A elasticidade é inversamente proporcional à rigidez.

Kapila, Sachdeva (1989) referiram-se ao retorno elástico como a deformação elástica máxima.

Retorno da mola = <u>YS</u>

     E

Onde; YS = tensão de cedência e E = módulo de elasticidade.

É uma medida da distância que um fio pode ser deflectido sem causar deformação permanente ou exceder os limites do material.

5. Formabilidade :

Kusy define-a como a facilidade com que um material pode sofrer deformações permanentes, medida, por exemplo, pela magnitude da diferença entre a gama elástica (que ocorre como limite proporcional) e a gama de rotura.

Pode ser relacionado com a percentagem de alongamento que um fio pode sofrer antes da fratura. O alongamento é definido como a variação percentual do comprimento na fratura em relação ao comprimento original. Os arames com pontos de escoamento altos e nítidos possuem valores de alongamento baixos.

6. Resiliência (Resilience):

É a capacidade de um material para armazenar energia de forma elástica. O termo resiliência está associado à elasticidade. Depende dos efeitos combinados da rigidez e da amplitude de trabalho e é independente da natureza do material, do seu tamanho ou forma.

$$\text{Resiliency } \alpha \ \frac{(\text{Yield Stress})^2}{\text{Elastic Modulus}}$$

$$R = \frac{P^2}{2E}$$

Onde, R = módulo de resiliência, P = limite proporcional e, E = módulo de elasticidade.

É a quantidade de energia armazenada num corpo quando uma unidade de volume do material é sujeita a uma tensão que não excede o seu limite proporcional.

A resiliência pode ser determinada medindo o grau de mola do arco através da deflexão entre o polegar e o indicador, de acordo com o *Sr. A. J. Wilcock.*

7. Coeficiente de atrito:

Stmulard, Gait, Haima (1966) calcularam o coeficiente de atrito cinético µ como:

$$\mu = \frac{T/2}{N}$$

Onde, µ = coeficiente de atrito, T = força de atrito medida (este valor é dividido por dois, uma vez que cada fio tinha duas superfícies em contacto com as pegas) e N = força normal aplicada a cada superfície das pegas.

8. Biohostabilidade:

É a facilidade com que um material cultiva bactérias, esporos ou vírus.

9. Biocompatibilidade:

É a obtenção da compatibilidade do material de implante não vivo com o corpo.

10. Soldabilidade:

É a facilidade com que os metais podem ser unidos através da fusão efectiva das peças de trabalho na vizinhança da ligação. Pode ou não ser utilizado um metal de adição para unir as peças de trabalho.

<u>REFRÊNCIAS</u>

1. Arthur Wilcock. Engenharia de materiais aplicada a fios ortodônticos. Aust. Orthod J. 1989; 11:22-29.

2. William R. Proffit - Contemporary Orthodontics, 3rd edition, Mosby Company, 2000.

3. Uma revisão dos fios de arco contemporâneos: Suas propriedades e caraterísticas. Robert P. Kusy, Angle Orthodontics; 1997; 197-207.

4. Thurow Raymond C. - Edgewise Orthodontics, 3rd edition, C.V. Mosby Company, 1982

*****

CAPÍTULO 6. FIOS DE OURO

Antes da era dos anos 50, as ligas de metais preciosos eram habitualmente utilizadas para fins ortodônticos, uma vez que nenhum outro material alternativo disponível tolerava as exigentes condições intra-orais.

Por natureza, o ouro puro é demasiado macio, maleável e dúctil. Embora seja biocompatível, a adição de platina e paládio ao ouro, em conjunto com pequenas quantidades de cobre e prata, conferiu à liga a dureza e a resistência necessárias para suportar o desgaste e a fadiga sem sacrificar a sua ductilidade e maleabilidade.

A platina confere resistência e tenacidade para obter uma dureza controlável no fio acabado e também aumenta a resistência da liga a manchas ou à corrosão por fluidos orais.

O paládio, para além de fazer o que a platina faz, é o elemento mais eficaz conhecido para aumentar sem alargar seriamente o intervalo de fusão da liga de ouro. Por conseguinte, permite a sua utilização com soldas de qualidade superior sem o risco habitual de rutura ou fragilização. O seu custo é também inferior ao da platina.

Apenas o aparelho Crozat continua a ser ocasionalmente fabricado em ouro, seguindo a conceção original de 1900.

Composição

A composição da liga de ouro utilizada nos fios ortodônticos é semelhante à das ligas de fundição de ouro do Tipo IV, embora possa haver uma grande variação entre materiais específicos.

Estas ligas contêm,

- Apenas 15 % de ouro, embora 55 a 65 % de ouro seja mais comum.

- 11 a 18 % de cobre,

- 10 a 25 % de prata,

- 5 a 10 % de paládio,

- 5 a 10 % de platina,

* 1 a 2 % de níquel

Importância de cada componente

* Cobre: endurecimento por envelhecimento permitido.

* Prata: para contrariar a cor do cobre.

* Paládio e platina: aumento da temperatura de fusão.

* Níquel: aumenta a força e a resistência à oxidação da liga.

* Zinco: fornece as propriedades antioxidantes à liga.

Classificação

Existem dois tipos de fios de ouro reconhecidos na especificação n° 7 da American Dental Association (ADA), ano 1984.

* Tipo I: Devem conter pelo menos 75% de ouro e de metais do grupo da platina.

* Tipo II: Devem conter, pelo menos, 65% de ouro e de metais do grupo da platina.

Para além dos fios de ouro dos tipos I e II utilizados em ortodontia antes de 1950, foram também utilizados dois outros tipos de fios com elevado teor de ouro em pelo menos um deles.

Paládio-ouro-platina (P-G-P)

Devido à sua elevada temperatura de fusão e, por conseguinte, à elevada temperatura de cristalização, são especialmente úteis como fios para serem fundidos e cumprem os requisitos de composição para um fio ADA tipo I.

Paládio-prata-cobre (P-S-C)

Estes fios não são fios de ouro de Tipo I nem de Tipo II, mas as suas propriedades mecânicas satisfazem os requisitos de uma liga de Tipo I ou de Tipo II da ADA. A resistência à corrosão da liga dentária de paládio-prata, tanto nas formas fundidas como forjadas, é geralmente satisfatória.

Estes fios podem ser potencialmente reforçados com um tratamento térmico adequado, embora sejam normalmente utilizados na condição de estiramento.

Propriedades

• O *limite de elasticidade* dos fios de ouro forjado pode variar de 50.000 a 160.000 p.s.i., dependendo da liga e da condição.

• **Alongamentos** de 16 a 3 %.

• O **módulo de elasticidade** das ligas de ouro-cobre é de aproximadamente 15.000.000 p.s.i. ou 100 GPa.

• Facilmente unidas por soldadura, e as juntas são muito **resistentes à corrosão**.

Vantagens

• Extremamente maleável.

• A resistência pode ser aumentada por tratamento térmico e por trabalho a frio.

• Baixo módulo de elasticidade.

• Boa estabilidade ambiental.

• Boa capacidade de ligação.

• Excelente biocompatibilidade.

Desvantagens

• Baixo limite de elasticidade.

• Mola baixa para trás.

• Custo elevado.

Tratamento térmico de fios de liga de ouro

Todas as ligas de ouro não estão sujeitas a alterações através de tratamento térmico. As alterações que são produzidas na resistência e ductilidade de uma liga de ouro forjada por tratamento térmico devem-se à alteração do composto Au-Cu presente na liga. As ligas de ouro podem ser significativamente endurecidas se a liga contiver uma quantidade suficiente de cobre.

Tratamento térmico de amolecimento

O fio é colocado num forno elétrico durante 10 minutos a uma temperatura de 7000 °C (12920 °F) e depois é arrefecido em água. Durante este período, todas as fases intermédias são presumivelmente alteradas para uma solução sólida desordenada e o arrefecimento rápido impede que a ordenação ocorra durante o arrefecimento.

Reduz:

- Resistência à tração

- Limite proporcional

- Dureza

Aumenta:

- Ductilidade.

Embora 7000°C seja uma temperatura média de amolecimento adequada, o fabricante deve especificar a temperatura e o tempo mais favoráveis.

Endurecimento Tratamento térmico:

Também conhecido como tratamento de endurecimento por envelhecimento. A temperatura de envelhecimento depende da composição da liga, mas situa-se geralmente entre 2000°C (4000°F) e 4500°C (8400°F). Idealmente, antes de a liga receber um tratamento de endurecimento por envelhecimento, deve ser submetida a um tratamento térmico de amolecimento para aliviar todo o endurecimento por deformação.

Aumenta:

- Limite proporcional

- Módulo de resiliência

- Resistência ao escoamento

Reduz:

- Alongamento.

<u>REFRÊNCIAS</u>

1. McCabe J F. Ligas forjadas. In: McCabe J F, ed. Applied Dental Materials, 7ª ed., Oxford: Blackwell Scientific Publication; 1990. Oxford: Blackwell Scientific Publication; 1990. p. 69.

2. Smith B G N, Wright P S, Brown D. Propriedades dos materiais dentários. Em: Smith B G N, Wright P S, Brown D, Eds. O manuseamento clínico dos materiais dentários, 2.ª ed. Oxford: Wright Publications, 1994. p. 195-199.

3. Craig R C. Metais nobres e preciosos. In: Craig R C, ed. Restorative dental materials (Materiais dentários de restauração), 8ª ed., St. St. Louis: The C.V. Mosby Co.; 1989. p. 413-417.

4. Kohl R W. Metallurgy in orthodontics (Metalurgia em ortodontia). Angle Orthod 1964; 34: 37-42.

5. Philips R W. Ligas forjadas de metais de base, ligas forjadas de ouro. Em: Philips R W, ed. A ciência dos materiais dentários de Skinner, 9ª ed., Philadelphia. Philadelphia: W B Saunders; 1991. p. 537-552.

*****

CAPÍTULO 7. AÇO INOXIDÁVEL

O aço inoxidável foi desenvolvido por Harry Brearly (1912), de Sheffield, F.M Becket, dos EUA, e Benno Strauss e Edward Maurer, da Alemanha. Este aço foi publicado no Journal Stahl und Eisen em 1914 por Benno Strauss e Eduard Maurer e foi apresentado pela primeira vez como um produto comercial na Exposição de Malmo em abril desse ano. O aço inoxidável foi introduzido na medicina dentária na Policlínica Dentária da Krupp, na Alemanha, pelo dentista da empresa, F. Hauptmeyer, em 1919. Utilizou-o pela primeira vez para fazer próteses e chamou-lhe Wipla ("Wie platin" em alemão significa "como a platina"), a designação sob a qual ainda é utilizado na Europa. Foi descoberto por acaso alguns anos antes da Primeira Guerra Mundial e a nova liga permitiu à Alemanha construir instalações químicas sofisticadas. Após a guerra, o aço inoxidável tornou-se amplamente disponível, com os seus fabricantes a procurarem novos mercados e a oferecerem assistência técnica. Foi utilizado como fio ortodôntico em 1929 por Wilkinson. Desde então, este material tem constituído a base da maioria dos fios ortodônticos.

Angle utilizou-o nos seus últimos anos (1930) como fio de ligadura. Em 1937, o valor do aço inoxidável como material ortodôntico tinha sido confirmado. O aço inoxidável é uma liga de ferro e carbono com crómio e níquel. Existem diferentes tipos de ligas de aço inoxidável. Uma delas, utilizada em ortodontia, é a austenite. A liga mais utilizada é designada por "18-8", o que significa que contém 18 % de crómio, 8 % de níquel e 0,2 % de carbono.

Estrutura e composição

Os aços são ligas à base de ferro que contêm normalmente menos de 1,2% de carbono. Quando se adiciona 12-30% de crómio ao aço, a liga é normalmente designada por aço inoxidável. Estes aços resistem à mancha e à corrosão principalmente devido ao efeito passivador do crómio. Uma composição típica da liga consiste em 18% de crómio, 8% de níquel, 71% de ferro, 0,2% de carbono e outros metais como o titânio, o manganês (2%), o silício (1%), o enxofre (0,15%), o molibdénio, o fósforo, o nióbio e o tântalo.

- Crómio (11 -26%)

Melhora a resistência à corrosão do aço e estabiliza a fase de ferrite BCC.

- Níquel (0-22%)

A temperaturas mais baixas, o níquel estabiliza o cristal numa fase austenítica homogénea e resistente à corrosão. Assim acontece. Ao adicionar cobre, manganês e azoto, a quantidade de níquel adicionada à liga pode ser reduzida.

- Carbono (0,08-1,2%)

Proporciona força, mas reduz a resistência à corrosão. Isto ocorre através de um processo designado por sensibilização. Se o aço não for devidamente arrefecido após o tratamento térmico, o crómio difunde-se para as zonas ricas em carbono. Nestas zonas, formam-se carbonetos de crómio e a quantidade de crómio diminui. Isto reduz a resistência à corrosão. Além disso, esta película de carboneto de crómio é solúvel e pode levar à corrosão intergranular.

- Outros elementos adicionados como impurezas

- Silício - baixas concentrações melhoram a resistência à oxidação e à carburação a altas temperaturas.

- Enxofre (0,015%) - aumenta a facilidade de maquinagem

- Fósforo - permite a sinterização a temperaturas mais baixas.

- Tanto o enxofre como o fósforo reduzem a resistência à corrosão.

- Manganês: estabiliza a fase austenítica, mas diminui a resistência à corrosão.

- Molibdénio: melhora a resistência à corrosão de ácidos e sais não oxidantes.

Classificação

Os aços são classificados de acordo com o sistema do Instituto Americano do Ferro e do Aço (AISI). Esta classificação é paralela ao sistema numérico unificado (UNS) e às normas alemãs (DIN). Os aços com números AISI que começam com o algarismo 3 são todos austeníticos. Os números utilizados para os aços inoxidáveis vão de 300 a 502. Quanto mais elevado for o número, maior é o teor de ferro e mais cara é a liga. Os números com a letra L significam um baixo teor de carbono. As diferentes classes de aços baseiam-se em 3 disposições possíveis da rede de ferro.

1. Aço inoxidável ferrítico (AISI 400):

O ferro puro à temperatura ambiente tem uma estrutura cúbica de corpo centrado (BCC) e é designado por ferrite. Esta fase é estável em temperaturas tão altas quanto 9120°C.

Vantagens:

- Baixo custo

- Boa resistência à corrosão.

Desvantagens:

- Baixa resistência

- Não endurecível por tratamento térmico.

2. Aço inoxidável martensítico (AISI 400):

A uma concentração de carbono de 0,8%, a liga apresenta uma transformação de uma austenite monofásica para uma estrutura bifásica constituída por ferrite e cementite. A cementite é assim chamada porque dá a aparência de cimentar os grãos de ferrite entre si. Esta transformação sólida é designada por eutectoide, diferente de eutéctico, uma vez que as transformações ocorrem no estado sólido. Os aços com um teor de carbono igual ou superior a 0,8% são designados por hiper-eutectoides e os com menos de 0,8% são designados por hipo-eutectoides. Quando uma austenite eutectoide é arrefecida lentamente a partir de temperaturas elevadas, o excesso de carbono precipita sob a forma de cementite. Esta fase dura e quebradiça confere resistência às formas austenítica e ferrítica, relativamente macias e dúcteis. No entanto, se a austenite for arrefecida rapidamente, ou seja, temperada à temperatura ambiente, sofrerá uma transformação espontânea, sem difusão, numa estrutura tetragonal centrada no corpo (BCT) chamada martensite. Esta estrutura é altamente distorcida e deformada, resultando numa liga muito dura, forte e quebradiça. A martensite decompõe-se em ferrite e cementite.

Vantagens:

- Elevada resistência e dureza

• Tratável termicamente

• Resistência ao escoamento - variando de 492 MPA na condição recozida a 1898 MPA no estado endurecido.

Desvantagens:

• Menos dúctil

• Resistência à corrosão - inferior à dos outros dois aços.

• Utilizado para instrumentos cirúrgicos e de corte.

3. Aço inoxidável austenítico (Série 300)

A temperaturas entre 9120°C e 13940°C, a forma estável do ferro é uma estrutura cúbica de face centrada (FCC) chamada austenite. Quando a austenite é arrefecida lentamente a partir de temperaturas elevadas, o excesso de carbono que não é solúvel na ferrite forma carboneto de ferro (Fe3C). Esta fase dura e quebradiça confere resistência às formas ferríticas e austeníticas do ferro, que são relativamente moles e dúcteis. No entanto, esta transformação requer difusão e um período de tempo definido.

Tipos:

• AISI 302 - contém 18 % de crómio, 8 % de níquel e 0,15 % de carbono.

• AISI 304 - tem uma composição semelhante, mas reduziu o teor de carbono para 0,08%.

Tanto o aço inoxidável 302 como o 304 podem ser designados como aço inoxidável 18-8. São os tipos mais utilizados pelo ortodontista sob a forma de bandas e fios.

• AISI 316 L - Tem 0,03 % de carbono e é utilizado para implantes.

Vantagens:

• Maior ductilidade e capacidade de sofrer trabalho a frio sem fratura.

• Reforço substancial durante o trabalho a frio

- Maior facilidade de soldadura.

- Capacidade de superar rapidamente a sensibilização.

- Crescimento do grão menos crítico.

- Facilidade de formação.

- Elevada resistência à corrosão

Tipo	Crómio	Níquel	Carbono
Ferrítico [BCC]	11.5 - 27	0	0,2 máx.
Austenítico [FCC]	16 - 26	7 - 22	0,25 máx.
Martensítico [BCT]	11.5 - 17	0-2.5	0.15 -1.20

Alterações

I. Aço duplex [SAF 2205]

- Consiste num conjunto de grãos de austenite e ferrite.

- Contém Mo e Cr e têm um teor mais baixo de Ni.

Propriedades

- Melhoria da resistência e da tenacidade.

- Duas vezes a tensão de cedência do aço austenítico.

- Elevada resistência à corrosão sob tensão.

- Devido ao menor teor de Ni e às propriedades mecânicas melhoradas. É utilizado para o fabrico de suportes de uma só peça (por exemplo, BIOLIN "low Ni" da CEOSA, Madrid).

II. Aços endurecíveis por precipitação (Ph) [série 600] [630/17-4] [631/17-7]

Ao contrário da maioria dos aços inoxidáveis, os aços PH podem ser endurecidos por tratamento térmico, sendo o processo, na verdade, um tratamento de envelhecimento, que promove a precipitação de alguns elementos propositadamente adicionados. Devido à sua elevada resistência à tração. O aço inoxidável 17-4 PH é muito utilizado em "mini" braquetes. O fabricante Ormco utilizou o aço da mesma classe PH17-7, para fabricar os seus suportes de fixação de arestas. Infelizmente, os metais adicionados a estas ligas diminuem a sua resistência à corrosão.

Liga metálica	Módulo de elasticidade	Resistência ao escoamento	Resistência à tração final	N.º de curvas de 90º sem fratura	KHN	Dorso de mola
S.S.	179 x 10 Gpa^3	1579 Mpa	2117	5	600	0.0060 - 0.0094

II. Ligas com cobalto

• Utilizado tanto para arames como para brackets. O Elgiloy e o flexiloy contêm uma grande percentagem de níquel.

IV. <u>Aços que contêm manganês</u>

• Conhecido como elemento austenizante, o manganês actua solubilizando intersticialmente o azoto, elemento realmente austenizante, substituindo assim o níquel.

<u>Propriedades mecânicas</u>

De acordo com a especificação n.º 32 da ADA

A propriedade de ser facilmente endurecido por deformação é uma caraterística do aço inoxidável austenítico. Parte deste aumento na dureza é o endurecimento por deformação normal. Mas uma quantidade considerável é o resultado da mudança de fase de uma rede centrada na face para uma rede centrada no corpo. Esta mudança de fase pode ser facilmente demonstrada, uma vez que a rede centrada no corpo é ferromagnética à temperatura ambiente, enquanto o austenítico é não-magnético. É lamentável que, após o endurecimento por deformação, um fio de aço inoxidável possa ficar totalmente recozido em poucos segundos a uma temperatura de 7000 C a 8000 C. Após esse recozimento, ele perdeu grande parte da faixa de elasticidade ou faixa de trabalho, tão necessária para um aparelho ortodôntico satisfatório. Uma vez que a temperatura de recozimento envolvida nas gamas de temperatura de soldadura e soldagem, normalmente emprega um amolecimento inevitável do fio durante o aquecimento normal, é uma desvantagem decisiva.

O grande módulo de elasticidade do aço inoxidável e a sua elevada rigidez associada requerem a utilização de fios mais pequenos para o alinhamento de dentes moderada e severamente deslocados. Uma redução no tamanho do fio resulta num ajuste mais fraco no bracket e pode causar perda de controlo durante os movimentos dentários. No entanto, a elevada rigidez é vantajosa para resistir à deformação causada por forças de tração extra-orais e intra-orais.

A relação entre o limite de elasticidade e o módulo de elasticidade indica um retorno elástico mais baixo do aço inoxidável do que o das ligas mais recentes. A energia armazenada do aço inoxidável ativado é substancialmente menor do que a dos fios de titânio beta e de nitinol. Isto implica que o fio de aço inoxidável produz forças mais elevadas que se dissipam em períodos mais curtos do que os fios de nitinol, exigindo assim uma ativação mais frequente ou mudanças de fio do arco.

Rark e Shearer demonstraram a libertação de níquel e crómio de aparelhos de aço inoxidável.

Foram registados baixos níveis de fricção braquete/fio em experiências com fios de aço inoxidável. Isto significa que o fio de aço inoxidável oferece menor resistência ao movimento dentário do que outras ligas ortodônticas.

Tratamento térmico de fios de aço inoxidável

A fim de aumentar a resiliência dos fios, foram preconizados vários métodos de tratamento térmico.

- Kemler: 700-800° F durante 5-15 minutos

- Backofen e Gales: 750-820OF durante 10 minutos

- Funk: 850OF durante 3 minutos

As propriedades destes fios de aço podem ser controladas numa gama razoavelmente ampla, variando a quantidade de trabalho a frio e de recozimento durante o fabrico. O aço é amolecido por recozimento e endurecido por trabalho a frio. Os fios de aço inoxidável totalmente recozidos são macios e altamente moldáveis. As ligaduras utilizadas para prender os arcos ortodônticos aos brackets nos dentes são feitas com este tipo de arame "macio e morto". Os materiais dos fios de aço para arcos são oferecidos numa gama de estados parcialmente recozidos, nos quais o limite de elasticidade é progressivamente aumentado à custa da maleabilidade. Os fios de aço com o limite de elasticidade mais impressionante (super graduado) são quase quebradiços e partem-se se forem dobrados bruscamente. O fio de aço ortodôntico de grau "regular" pode ser dobrado em quase qualquer forma desejada sem quebrar. Se não forem necessárias dobras acentuadas, o fio super graduado pode ser útil, mas é difícil mostrar um desempenho clínico melhorado que justifique o seu custo mais elevado ou a sua formabilidade limitada.

A taxa de endurecimento $\propto$ Teor de carbono / Teor de níquel.

Após o recozimento (11500C) e o arrefecimento rápido, o metal é constituído por uma única fase de austenite e possui a máxima suavidade e resistência à corrosão. (Isto também depende da composição, do tratamento térmico, da forma da amostra, etc.) Tem baixa condutividade eléctrica e térmica (1/4 da do aço normal).

O aço inoxidável 18: 8 recozido tem uma propriedade não corrosiva mais elevada do que o aço inoxidável trabalhado a frio.

Se for aquecido na gama de 600 - 700°C durante um período de tempo mais longo, perde o seu carácter não corrosivo. Esta tendência é maior nos aços com elevado teor de carbono.

Para reduzir a tendência para a formação de carbonetos de crómio, sugere-se a adição de quantidades adequadas de titânio, colúmbio e molibdénio.

O aço inoxidável é afetado pelo galvanismo, pelo que se deve ter o cuidado de evitar que entre em contacto com qualquer outro metal, caso contrário observa-se corrosão galvânica.

Pode ser soldada e soldada a outros componentes metálicos / aos mesmos componentes metálicos.

Aplicação clínica de fios de aço inoxidável

• Encontra as suas aplicações como fios de arco, auxiliares, retentores, aparelhos removíveis, bandas, brackets, etc.

• Pode ser soldada ou soldada.

• Ótimo para a coordenação dos arcos.

• Bom controlo do binário.

• A resiliência depende do diâmetro.

• Fraco alcance de deflexão.

• As propriedades de rigidez e formabilidade destes fios fazem destas ligas os fios de acabamento de eleição.

• A menor fricção entre os fios de aço inoxidável e os brackets sugere que estes fios podem ser mais adequados do que outras ligas para o movimento dos dentes ao longo de um fio.

Vantagens

• O custo mais baixo das ligas de arame.

• Biocompatibilidade comprovada por uma utilização clínica extensiva.

• Excelente formabilidade para o fabrico de aparelhos ortodônticos.

• Podem ser soldadas e soldadas, embora as juntas soldadas possam exigir um reforço de solda.

Desvantagens

• Entrega de força elevada.

• Retorno elástico relativamente baixo em flexão em comparação com o beta-titânio e as ligas de níquel-titânio.

• Pode ser suscetível à corrosão intergranular após o aquecimento a temperaturas necessárias para a união.

REFRÊNCIAS

1. Anusavice KJ. Phillips' Science of Dental Materials, 11ª edição W.B. Sounders Company, 2003.

2. Kapila e Sachdeva: Propriedades mecânicas e aplicação clínica de fios ortodônticos. Am J Orthod 1989; 100- 109.

3. O'Brien W J: Dental materials and their selection, terceira edição, Quintessence Publishing Co, Inc 2002.

4. Backofen WA, Gales GF. O tratamento térmico a baixa temperatura do aço inoxidável para ortodontia. Angle Orthod 1951; 21: 117-124.

5. Funk AC. Tratamento térmico do aço inoxidável, Angle Orthod 1951; 21: 129-138.

6. Backofen WA, Gales GF. Tratamento térmico de aço inoxidável para ortodontia. Am J Orthod 1952; 38: 755-765.

7. Toms AP. The corrosion of orthodontic wire, Eur J Orthod 1988; 10:87-97.

*****

CAPÍTULO 8. FIO ORTODÔNTICO AUSTRALIANO

Um metalúrgico australiano, Arthur J. Wilcock, produziu um fio ortodôntico para atender às necessidades do Dr. Begg para uso na técnica Begg. O Dr. Begg desejava um fio que permanecesse ativo na boca durante longos períodos de tempo, com uma perda mínima de força e intensidade, de modo a evitar visitas frequentes. Isto levou a Wilcock a desenvolver fios de aço de elevada resistência à tração.

Sistema de classificação

À medida que a técnica de Begg se tornava mais popular em todo o mundo, os principiantes tinham dificuldade em utilizar os fios de maior resistência à tração que A J Wilcock fornecia. Por isso, desenvolveu um sistema de classificação dos seus fios de acordo com a resistência à tração. No final da década de 1950, os graus disponíveis estavam por ordem crescente de resistência à tração.

- Regular

- Regular mais

- Especial

- Especial mais

- Extra especial plus

- Supremo

Dependendo da resiliência, os fios foram classificados com um código de cores para utilização:

1. Grau regular (White Label):

- Grau mais baixo e mais fácil de dobrar.

- Utilizado para praticar a dobragem ou a conformação de auxiliares.

- Pode ser utilizado para formar arcos quando a distorção e a abertura da mordida não são um problema.

- Disponível em tamanhos de 0,012", 0,014", 0,016", 0,018" e 0,020".

2. Regular Plus Grade (Rótulo Verde):

• Relativamente fácil de formar, mas mais resistente do que a qualidade normal.

• Utilizado para auxiliares e fio de arco quando é necessária mais pressão e resistência à deformação.

• Disponível nos tamanhos 0,014", 0,016", 0,018" e 0,020"

3. Grau especial: (Black Label):

• Altamente resistente, mas pode ser moldado em formas complexas com pouco perigo de quebra.

• 0,016" é frequentemente utilizado para arcos de arranque.

• Disponível nos tamanhos 0,014", 0,016", 0,018" e 0,020".

4. Grau Especial Plus (Etiqueta Laranja):

• Utilizado rotineiramente por operadores experientes

• A dureza e a resiliência do fio são excelentes para suportar a ancoragem e reduzir as sobremordidas profundas.

• Disponível nos tamanhos 0,014", 0,016", 0,018", 0,020" e 0,022".

5. Extra Special plus Grade: (ESP Blue Label):

• Altamente resistente e duro

• Difícil de dobrar e sujeito a fracturas.

• Disponível no tamanho de 0,016 "apenas

6. Grau Supremo/Premium Plus (rótulo azul):

• Utilizado principalmente no tratamento precoce para rotações, alinhamento e nivelamento.

• Destina-se a ser utilizado em secções curtas ou arcos completos em que não são necessárias curvas acentuadas.

• Disponível em 0,010", 0,012" e 0,016".

As qualidades mais recentes foram introduzidas após os anos 70. Foi nessa altura que os fabricantes tiveram de obter as suas matérias-primas diretamente dos fornecedores de fora da Austrália, a fim de satisfazer a crescente procura a nível mundial. Este facto levou a encomendas mais específicas e à obtenção de melhores matérias-primas, acabando por produzir fios de maior resistência à tração - grau Premium.

Dobragem de arame

• Pré-aquecer o fio fazendo-o deslizar entre o polegar e o indicador. Não tentar endireitar o arame, esticando-o entre os bicos do alicate.

• Segure o alicate muito ligeiramente quando dobrar o fio. Não apertar ou puxar o fio. Os alicates devem ter bicos lisos, não sendo recomendadas pontas de carboneto.

• Dobrar o fio muito lentamente, pressionando com o polegar ou o indicador. Não rodar o alicate durante o processo de enfiar o fio, pois os laços e círculos devem ser formados contra o bico quadrado e os bicos devem estar ligeiramente afastados.

• Nunca apertar o fio com o alicate antes ou durante a dobragem.

• Não riscar o fio para localizar as curvas.

Os fios australianos tornam-se duros devido à flexão (endurecimento por trabalho). Assim, não há necessidade de tratamento térmico e não há margem para voltar a dobrar para corrigir erros.

Fabrico

• Endireitamento de rotor

O endireitamento por centrifugação é um processo mecânico de endireitamento de materiais resilientes, normalmente no estado de estiramento a frio; este processo de fabrico era utilizado anteriormente. O fio é puxado através de rolos de bronze rotativos de alta velocidade, que torcem o fio até ficar direito. Isto pode resultar numa deformação permanente grave. Se o fio for subsequentemente sujeito a tensão ou, mais particularmente, a flexão, uma forma de deformação inversa, os valores da tensão de cedência em tensão-compressão serão inferiores aos do material "tal como foi estirado", tornando-o deformado.

Este assunto é uma área muito cinzenta em termos de fios ortodônticos de alta resistência. No entanto, estudos realizados em metais sujeitos a deformações torcionais permanentes relataram não só uma diminuição do valor da tensão de cedência, mas também um arredondamento mais gradual da relação tensão-deformação do material na região de cedência, devido ao efeito Bauschinger.

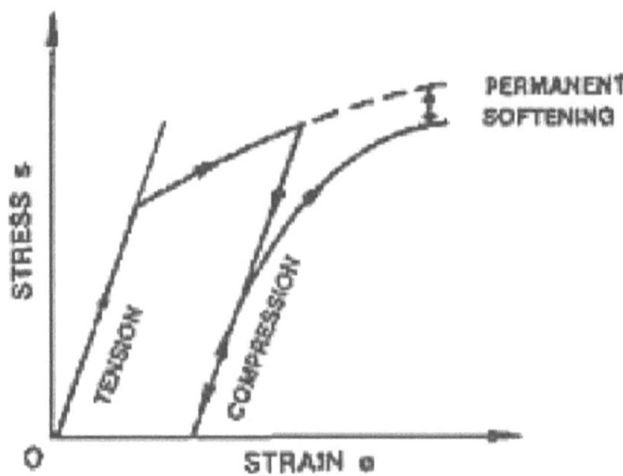

Representação esquemática do efeito Bauschinger, em que a curva tensão-deformação mostra um ponto de cedência reduzido e menos definido durante a compressão. A sequência tensão-compressão pode ser invertida sem alterar o gráfico. (Referência - Wilcock A J Jr. Entrevista JCO. J Clin Orthod 1988; 22: 484 -489).

O Dr. Bauschinger, um engenheiro alemão, observou pela primeira vez a relação entre a deformação permanente e a perda de tensão de cedência há cerca de 100 anos. Se um metal for permanentemente deformado numa direção, a sua tensão de cedência é reduzida na direção oposta. O efeito não se aplica na direção em que o metal foi deformado. Na verdade, isto pode ser utilizado com vantagem após a dobragem do fio devido às tensões residuais deixadas no material, melhorando as suas propriedades elásticas na direção para a qual o fio foi deformado.

- Alisamento de impulsos

O processo de endireitamento por impulsos não envolve qualquer deformação plástica; este procedimento é recente em comparação com o endireitamento por fiação. De facto, na nossa experiência, tem duas vantagens distintas: permite-nos endireitar fios com as mais elevadas tensões de cedência, o que anteriormente não era possível; e não reduz a tensão de cedência à tração.

Em muitos aparelhos ortodônticos, especialmente molas, o endireitamento é um pré-requisito para o subsequente enrolamento e conformação. Ao endireitar o fio com a tensão de cedência mais elevada possível e não suprimir o seu valor durante o processo de endireitamento, obtém-se a maior flexibilidade e resiliência possíveis para aplicações ortodônticas.

<u>Propriedades dos fios de grau mais recente com maior resistência ao escoamento</u>

- Gama de trabalho (flexibilidade máxima, elasticidade ou tensão elástica)

Esta propriedade está relacionada com o rácio entre o limite de elasticidade e o módulo de elasticidade. Isto significa que os fios de grau superior podem ser deflectidos ao longo de uma distância maior sem uma deformação permanente do que os fios de grau inferior correspondentes.

- Resiliência

O módulo de elasticidade é proporcional a U x limite de elasticidade2 módulo de elasticidade. Por conseguinte, para o mesmo material (ou seja, com o mesmo módulo de elasticidade), um limite de elasticidade mais elevado resulta numa maior resiliência. Isto significa que o fio de grau superior armazena ou absorve mais energia de deformação por unidade de volume antes de se deformar permanentemente. Por outras palavras, uma maior resiliência significa uma maior disponibilidade de trabalho para mover os dentes.

- Relaxamento sem stress

Esta é a capacidade do fio de fornecer, durante longos períodos, uma força constante quando sujeito a uma carga externa. Os novos fios mantêm a sua configuração (formas de arco e dobras, como as dobras de ancoragem) durante longos períodos contra forças de deformação (como as da oclusão), e as forças geradas pelos fios também permanecem praticamente inalteradas durante longos períodos.

- Formabilidade

Esta propriedade está relacionada com a área sob o gráfico entre o ponto de cedência e o ponto de rotura. Para o mesmo material, quanto maior for a resiliência, menor será a formabilidade. Por conseguinte, estes fios são mais frágeis do que os fios de qualidade inferior.

<u>Aplicação clínica</u>

• Utilizado principalmente na técnica de Begg, mas também pode ser utilizado na técnica pré-ajustada.

• Recomendado para utilização em todas as fases da técnica do fio leve e para nivelamento inicial e redução de situações de sobremordida profunda.

• Formabilidade.

• Devido à sua capacidade de gerar forças baixas contínuas, os fios supremos são habitualmente utilizados para fabricar auxiliares de torção e molas de verticalização que podem ser utilizadas para efetuar o movimento dentário desejado.

• Os fios premium mais resistentes estão a ser utilizados como fios da arcada de base.

• A combinação destes fios reduz a complicação na terceira fase da mecanoterapia de Begg.

• Custo reduzido em comparação com os fios de titânio.

<u>REFRÊNCIAS</u>

1. Begg PR, Kesling PC. Begg Orthodontic Theory and Technique (Teoria e Técnica Ortodôntica de Begg). Philadelphia, Pa: WB Saunders; terceira ed.: 1977.

2. Begg PR. Técnica do fio de arco leve. Am J Orthod 1961; 47: 30-48.

3. Pelsue BM, Zinelis S, Bradley TG; Berzins DW; Eliades T; Eliades G. Estrutura, composição e propriedades mecânicas dos fios ortodônticos australianos. Angle Orthod 2009; 79: 97-101.

4. Wilcock A J Jr. Entrevista JCO. J Clin Orthod 1988; 22: 484 -489.

5. Jayade VP. Begg refinado para os tempos modernos. Primeira ed.: 2001.

****

CAPÍTULO 9. LIGA DE CRÓMIO-COBALTO / LIGA COM COBALTO / ARCOS DE CO-CR-NI-ALLOY (ELGILOY)

Uma liga de fio ortodôntico de cobalto-crómio-níquel (Elgiloy) foi desenvolvida durante a década de 1950 pela Elgiloy Corporation (Elgin Watch Company USA). Esta liga, que foi originalmente utilizada para molas de relógios, foi comercializada como Elgiloy™ pela Rocky Mountain Orthodontics.

Elgiloy, uma liga de cobalto-crómio-níquel, que é mais resistente à corrosão do que o aço inoxidável e pode ser soldada por pontos, soldada a quente ou a frio e endurecida por tratamento térmico. Para além de ter caraterísticas de rigidez semelhantes às do aço inoxidável, a liga era capaz de ter a sua resistência e, mais importante, a sua formabilidade, modificadas por tratamento térmico.

Composição

- 40% : Cobalto

- 20% : Crómio

- 15% : Níquel

- 7% : Molibdénio

- 2% : Manganês

- 0,04% : Berílio

- 0,15% : Carbono

- 16% : Ferro, o saldo.

Tipos de fios de liga de crómio-cobalto

1. Elgiloy azul

- Pode ser dobrado facilmente com os dedos e com um alicate.

- O tratamento térmico da Blue Elgiloy aumenta a sua resistência à deformação.

2. Elgiloy Amarelo -

- Relativamente dúctil e mais resistente do que o Elgiloy azul.

- O aumento da resiliência e do desempenho das molas pode ser conseguido através de tratamento térmico.

3. Elgiloy verde -

- Mais resistente do que o Elgiloy amarelo

- Pode ser moldado com um alicate antes do tratamento térmico.

4. Red Elgiloy-

- O mais resistente dos fios Elgiloy, com elevadas qualidades de mola.

- Resiste apenas a um endurecimento mínimo.

- O tratamento térmico torna-o extremamente resistente.

Uma vez que o fio Elgiloy fratura facilmente após o tratamento térmico, todos os ajustes devem ser feitos antes do processo de endurecimento por precipitação. É desejável um menor retorno elástico para todos os fios de cobalto-crómio não tratados termicamente, com exceção do Elgiloy de têmpera vermelha.

Tratamento térmico

O Elgiloy tem a vantagem de poder ser fornecido num estado macio e, por conseguinte, mais moldável, podendo depois ser endurecido por tratamento térmico após ser moldado. O tratamento térmico aumenta significativamente a resistência. Após o tratamento térmico, o Elgiloy mais macio torna-se equivalente ao aço inoxidável normal, enquanto os graus iniciais mais duros são equivalentes aos "super aços".

- Amolecimento Temperatura de tratamento térmico -1100°C a 1200°C seguida de têmpera rápida.

- Temperatura de aquecimento de endurecimento por envelhecimento - 260°C a 650°C

Normalmente, os fios são tratados termicamente antes de serem fornecidos ao utilizador e podem ser encomendados em vários graus de dureza (macio, dúctil, semi-durável, temperado e temperado). Além disso, o ortodontista pode tratar termicamente o fio colocando-o num forno ou fazendo passar uma corrente eléctrica através dele com certos tipos de soldadores por pontos. O tratamento térmico do fio a 482°C durante 7 a 12 minutos aumenta o limite de elasticidade e diminui a ductilidade.

Os fios fabricados com esta liga não devem ser recozidos. O efeito de amolecimento resultante não pode ser revertido por um tratamento térmico subsequente. Além disso, se apenas uma parte do fio for recozida, pode ocorrer uma grave fragilização da secção adjacente.

Propriedades mecânicas:

* Módulo de Elasticidade : 184 GPa

* Resistência ao escoamento : 1413 MPa

* Resistência à tração final : 1682 MPa

* Número de curvas a frio de 90 graus sem fratura : 8

* Springback : 0.0045 - 0.0065

Tem uma excelente formabilidade no estado macio e pode ser aquecido a 480° C. para obter propriedades de resistência comparáveis às do aço inoxidável.

Os fios fabricados a partir desta liga são geralmente fornecidos sob a forma dúctil, o que lhes permite serem facilmente deformados e moldados em aparelhos. Estes são depois tratados termicamente para aumentar a sua resistência. O tratamento térmico normal consiste num aquecimento a 483 °C durante 7 a 12 minutos.

O tratamento térmico a baixa temperatura provoca uma mudança de fase e um alívio das tensões. O aquecimento de 1100° a 1200° C e a têmpera podem amolecer o fio.

Aplicação clínica

1. Biocompatibilidade conhecida devido à utilização clínica extensiva.

2. Excelente formabilidade para o fabrico de aparelhos ortodônticos.

3. Estes fios têm um débito de força (módulo de elasticidade) muito mais elevado do que os fios de beta-titânio e de níquel-titânio, e o débito de força é aumentado após tratamento térmico pelo médico para aumentar a resiliência (particularmente o Elgiloy

Blue) e aliviar as tensões residuais.

4. Utilizado para a realização de sistemas multiloop, arcos de utilidade, arcos de intrusão ou de base sobrepostos, etc.

5. As propriedades de rigidez e conformabilidade destes fios fazem destas ligas os fios de acabamento de eleição.

6. A menor fricção entre os fios de Co-Cr e os brackets sugere que estes fios podem ser mais adequados do que outras ligas para o movimento do dente ao longo de um fio.

7. Oferecem as vantagens de um custo relativamente baixo.

Vantagens:

* Excelente resistência à oxidação e à corrosão.

* Maior resistência à fadiga do que o aço inoxidável.

* Maior resistência à distorção.

* Boa conformabilidade.

* Funcionalmente, mantém-se ativo durante mais tempo se for utilizado como mola resiliente.

Desvantagens

* Tem de ser tratado termicamente.

* A soldadura é exigente. Tem de ser utilizada uma solda de baixa fusão. Estes fios devem ter um fluxo de flúor ou podem ser unidos por soldadura por pontos.

* O módulo de elasticidade é elevado, o que faz com que sejam aplicadas forças mais elevadas para uma ativação semelhante à dos fios de aço inoxidável.

Para além do endurecimento por solução sólida e do trabalho a frio, estes sistemas são susceptíveis de endurecimento por precipitação, que é o mecanismo responsável por um tratamento térmico eficaz.

O Elgiloy pode ser soldado, mas, tal como no caso do aço inoxidável, a técnica é exigente. A resistência à corrosão do fio é excelente.

REFRÊNCIAS

1. Anusavice KJ. Phillips' Science of Dental Materials, 11ª edição W.B. Sounders Company, 2003.

2. Kapila e Sachdeva: Propriedades mecânicas e aplicação clínica de fios ortodônticos. Am J Orthod 1989; 100- 109.

3. O'Brien W J: Dental materials and their selection, terceira edição, Quintessence Publishing Co, Inc 2002

4. Fillmore G M, Tomlinson J L. Tratamento térmico de ligas de cobalto-crómio de várias têmperas. Angle Orthod 1979; 49: 126-130.

5. Fillmore G M, Tomlinson J L. Tratamento térmico de fios de liga de crómio-cobalto. Angle Orthod 1976; 46: 187-195.

*****

CAPÍTULO 10. FIOS DE NÍQUEL-TITÂNIO

Wang & Fenton (1996) descreveram a história do titânio, as suas ligas e a sua utilização em medicina dentária. O titânio foi descoberto em Inglaterra por Gregor em 1790 e era uma raridade comercial, uma vez que não tinha sido encontrada uma forma viável de produzir titânio puro. A história da sua utilização começou como material biomédico, há 50 anos atrás, particularmente para aplicações na indústria militar dos EUA. Em 1940, Bothe et al. implantaram titânio em animais de laboratório e, em seguida, foram efectuados mais testes por Levanthal et al. A introdução de ligas de titânio na década de 1970 acrescentou uma nova faceta aos regimes de tratamento em ortodontia. As diferentes curvas de ativação de força das ligas de NiTi e B-Titânio dão ao clínico a oportunidade de obter um desempenho opcional em todas as fases do tratamento.

A liga NiTi, da era espacial, é o epítome da transformação. O NiTi tem várias valências e gera combinações como NiTi e $Ti_2 Ni_3$ que podem ser facilmente transformadas umas nas outras durante o processo. Esta liga, com a propensão do componente da liga para cristalizar em diferentes sistemas, explica a sua capacidade de passar de uma forma para outra.

A primeira das ligas de titânio introduzidas na ortodontia foi comercializada como Nitinol (Unitech Corp) e foi inventada no início da década de 1960 por William F. Buchler, um metalúrgico investigador no Navale Ordnance Laboratory em Silver springs, Maryland (atualmente designado por Naval Surface weapons center). O Sr. Buchler passou os anos seguintes a fazer uma extensa investigação e a publicar as suas descobertas sobre as propriedades e utilizações da sua nova liga. O nome nitinol é um acrónimo derivado dos elementos que compõem a liga: Ni para níquel, Ti para titânio e Nol de naval ordnance laboratory.

Após considerável experimentação, o Nitinol foi comercializado no final da década de 1970 para uso ortodôntico numa forma martesítica estabilizada, sem aplicação de efeitos de transição de fase (embora os esforços para tirar proveito da memória de forma continuassem). Os fios de NiTinol foram introduzidos na ortodontia clínica pelo Dr. George Andreasen em 1972.

Tal como é fornecido para uso ortodôntico, o Nitinol é excecionalmente elástico e bastante forte, mas tem uma fraca formabilidade. Outras ligas martensíticas comercializadas mais tarde têm uma resistência e elasticidade semelhantes às do Nitinol, mas uma melhor formabilidade, nomeadamente TITANAL, LANCER, PACIFIC, ORTHONOL e ROCKY MOUNTAIN. Na discussão que se segue, a família de ligas martensíticas estabilizadas atualmente disponíveis no mercado é referida como M-NiTi.

No final dos anos 80, surgiram novos fios de NiTi com uma estrutura de grão austenítico ativa. Estes fios exibem a outra propriedade notável das ligas de NiTi - a superelasticidade - que se manifesta por deformações reversíveis muito grandes e por uma curva não elástica tensão-deformação ou força-deformação. Burstone et al relataram uma liga NiTi deste tipo desenvolvida na China. Mieura et al descreveram propriedades semelhantes em NiTi austenítico (Sentinnol) preparado no Japão, e presumivelmente propriedades equivalentes são encontradas noutros fios austeníticos atualmente comercializados - NiTi e Cu-NiTi, Ormco / Sybron, Nitinol-SE, Unitek e vários outros. Este grupo é posteriormente designado por A-NiTi.

Propriedades

Tanto o níquel como o titânio têm várias valências e geram combinações como NiTi, $Ti_2 Ni_3$ e $Ti_2 Ni$; estas podem ser facilmente transformadas uma na outra, segregando um excesso de um metal ou do outro no processo. A liga NiTi equi-atómica (ou estequiométrica) existe em duas formas, que são a martensite e a austenite.

• Martensite - A forma estável a baixas temperaturas em que a rede é tetragonal.

• Austenite - Forma estável a temperaturas mais elevadas, constituída por uma rede em que as unidades são cúbicas.

Gama de temperaturas de transição (TTR)

A TTR é a temperatura a que a liga passa de uma forma para outra. Para substâncias puras, o ponto de fusão pode ser definido como um valor exato. Considerando a temperatura do corpo como referência, uma TTR acima da temperatura do corpo torna a liga austenítica (ou seja, mais rígida), e uma TTR abaixo da temperatura do corpo torna-a martensítica (ou seja, superelástica).

A transformação da austenite em martensite e a transformação inversa não ocorrem à mesma temperatura, mas dentro de uma gama de temperaturas. Esta diferença é conhecida como "HISTERESE". O intervalo para a maioria das ligas binárias (NiTi) é de 40°C - 60°C.

Acima da TTR, a liga é totalmente austenítica (Af), uma fase estável. A martensite forma-se ao baixar a temperatura (Ms), a temperatura à qual toda a austenite é convertida numa nova fase é designada por acabamento da martensite (Mf). Sob tensão, este fenómeno ocorre mesmo a temperaturas mais elevadas. Se a liga for reaquecida acima da TTR, a austenite reaparece (As) continuando o ciclo.

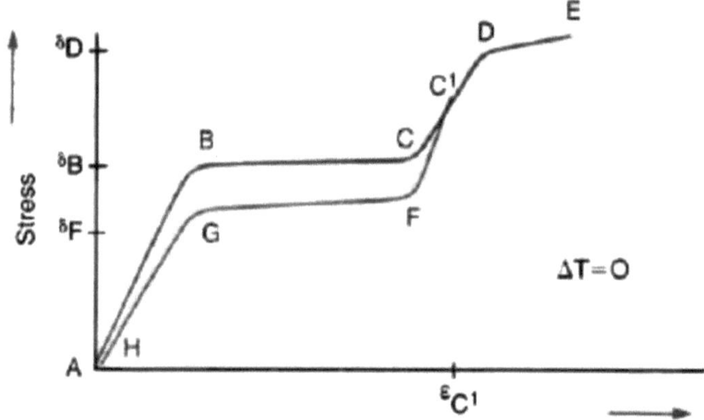

Uma curva tensão-deformação que ilustra a superelasticidade devida à transformação induzida por tensão da fase austenítica para a fase martensítica, como no A-NiTi. A secção A - B representa a deformação puramente elástica da fase austenítica. A tensão correspondente ao ponto B é a tensão mínima a partir da qual começa a ocorrer a transformação para a fase martensítica. No ponto C, a transformação completa-se. A diferença entre os declives de A-B e B-C indica a facilidade com que a transformação ocorre. Após a transformação estar completa, a estrutura martensítica deforma-se elasticamente, representada pela secção C-D (mas os fios ortodônticos quase nunca são tensionados nesta região, e esta parte do gráfico geralmente não é vista em ilustrações da resposta dos fios ortodônticos). No ponto D, a tensão de escoamento da fase martensítica é atingida, e o material se deforma plasticamente até que a falha ocorra em E. Se a tensão for liberada antes de atingir o ponto D (como no ponto C ' no diagrama), a descarga elástica da estrutura martensítica ocorre ao longo da linha C'-F. O ponto F indica a tensão máxima em que a estrutura martensítica induzida pela tensão no descarregamento pode existir, e nesse ponto começa a transformação inversa em austenite, continuando até ao ponto G, onde a estrutura austenítica é completamente restaurada. Uma pequena parte da deformação total pode não ser recuperada devido a alterações irreversíveis durante a carga e a descarga.

(Referência - Proffit WR, Fields HW, Sarver D M. Contemporary orthodontics, 4th ed., St. St. Louis: Mosby, 2009).

NiTi é o termo utilizado para a família de materiais de fio de níquel-titânio. As ligas de NiTi têm duas propriedades notáveis. Estas são únicas em medicina dentária.

- Memória de forma

Uma caraterística interessante destas propriedades termoelásticas é o chamado efeito de memória de forma, que tem aplicações clínicas notáveis. Através da deflexão e de repetidos ciclos de temperatura, o fio na fase austenítica é capaz de "memorizar" uma forma pré-formada, incluindo formas específicas de arcos ortodônticos. Ao baixar a temperatura, a liga transforma-se em martensite e torna-se maleável e facilmente deformável. No entanto, cada vez que a temperatura sobe acima de Af para a fase austenítica, o fio lembrar-se-á e recuperará a forma de arco ideal. O nome técnico do fenómeno é efeito de memória de forma unidirecional, uma vez que apenas uma das duas fases, neste caso a austenite, mantém uma forma memorizada.

Um exemplo prático explicativo do comportamento é um fio de cobre NiTi termoactivo a 40°C. À temperatura ambiente, quando o fio é martensítico ou está numa fase mista, é possível introduzir curvas relativamente acentuadas no fio. A forma original do arco será recuperada simplesmente aquecendo o fio em água quente a uma temperatura acima de Af, neste caso específico, acima de 40°C.

As ligas com memória de forma podem preencher o conceito de fio ideal, mas, infelizmente, a presença do efeito de memória de forma não proporciona necessariamente um fornecimento baixo e contínuo de forças. De facto, para que a propriedade de memória de forma seja clinicamente detetável, a Af da liga tem de ser definida ligeiramente abaixo da temperatura oral, de modo a que o fio seja principalmente austenítico intra-oralmente e quase completamente martensítico extra-oralmente. No entanto, quando a liga é completamente transformada em austenite (temperaturas acima de Af), a curva tensão-deformação segue o padrão regular de outras ligas, como o aço inoxidável, com uma proporcionalidade direta entre a tensão aplicada e a deformação resultante e basicamente sem o típico patamar superelástico. Por outras palavras, uma liga de NiTi completamente transformada em austenite é definitivamente mais elástica do que outras ligas, mas não é "superelástica", pelo menos na ausência de tensão. A superelasticidade dos fios de NiTi está, de facto, relacionada com a coexistência das duas fases.

Como regra geral, a fase austenítica de um fio superelástico será mais rígida do que a fase martensítica, mas ambas serão mais rígidas do que um fio superelástico em transição de fase. Por conseguinte, um dos objectivos da investigação neste domínio deve ser a criação de novas ligas, como o cobre NiTi com TTRs que correspondam à temperatura ambiente oral e atinjam Af acima da temperatura oral. Infelizmente, o "encanto natural" do efeito de memória de forma ainda mantém o interesse dos fabricantes e clínicos centrado nas ligas austeníticas com Af abaixo da temperatura oral, ao passo que caraterísticas como a magnitude e a qualidade da aplicação da força perderam, de certa forma, a prioridade. Esta propriedade é também designada por termoelasticidade.

- Super elasticidade.

A superelasticidade é determinada pelas caraterísticas cristalográficas típicas do NiTi; a rede tri-dimensional da liga pode estar presente em 2 fases: martensite e austenite. Na fase martensítica, a rede é centrada no corpo (cúbica ou tetragonal); na fase austenítica, é centrada na face (hexagonal compactada). Foi também identificada uma fase intermédia romboédrica "R" com uma estrutura hexagonal simples. Se for induzida tensão na liga de níquel-titânio, a forma austenítica muda para uma forma martensítica. Assim, pode dizer-se que se trata de um equivalente mecânico da mudança observada devido ao arrefecimento da austenite (no arrefecimento, a austenite muda para martensite).

Por outras palavras, a liga austenítica sofre uma transição na estrutura interna em resposta à tensão, sem necessidade de uma mudança significativa de temperatura. Isto é possível porque a TTR para estas ligas é muito próxima da temperatura ambiente. Se nesta forma martensítica, as tensões que foram aplicadas são libertadas, então muda novamente para a sua forma austenítica. Assim, apresenta a mesma propriedade que foi observada no arrefecimento e no aquecimento. As ligas sofrem essencialmente uma reorganização para satisfazer as novas condições ambientais - uma propriedade que lhes valeu a designação de "materiais inteligentes". Esta propriedade é designada por Superelasticidade e Kusy também lhe chamou Pseudoelasticidade.

Quer se trate de termo ou pseudo - elasticidade, a transição da martensite para a austenite ocorre com facilidade. Isto significa que a quantidade de força (tensão) permanece quase constante.

Cada liga de NiTi tem um intervalo de temperatura específico no qual ocorre a transição de fase - o TTR. Idealmente, a estrutura cristalina das ligas deveria ser confirmada por meio de difração radiográfica ou calorimetria diferencial de varrimento. No entanto, uma vez que a austenite e a martensite apresentam diferentes quantidades de resistência à passagem de correntes eléctricas, é possível inferir as temperaturas de transformação de fase através do estudo da resistividade. O diagrama ilustra a resistividade de uma liga superelástica de NiTi em função da temperatura (curva de resitividade/temperatura). Ms e Mf são as temperaturas inicial e final, respetivamente, nas quais a fase martensítica é formada; As e Af são as temperaturas inicial e final para a fase austenítica.

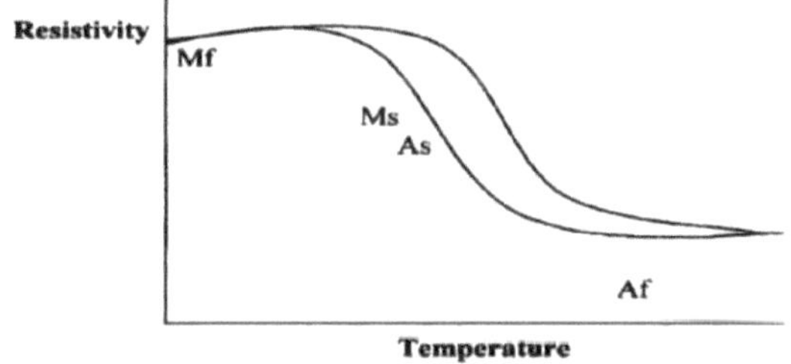

Gráfico de resistividade/temperatura para ligas superelásticas de NiTi. Mf - Martensite Final; Ms - Martensite Inicial; As - Austenite Inicial; Af - Austenite Final.

(Referência- Santoro M, Nicolay OF, Cangialosi TJ. Pseudoelasticidade e termoelasticidade das ligas de níquel-titânio: Uma revisão clinicamente orientada. Parte I: Faixas de transição de temperatura Am J Orthod Dentofacial Orthop 2001; 119:587-593).

A temperaturas mais baixas, a liga está completamente presente na fase martensítica (Mf a Ms) até que o aumento da temperatura provoque a transformação progressiva em austenite (de Ms a Af). A temperaturas mais elevadas (para além de Af), a liga existe exclusivamente na fase austenítica.

Adições e impurezas

A adição do terceiro metal pode baixar o TTR para valores tão baixos como 330°F (-220°C) ou reduzir a diferença entre o arrefecimento e o aquecimento (histerese). Quanto mais estreita for a gama, mais exacta e fiável será a resposta.

Para fins de ativação térmica, os terceiros metais mais utilizados são o cobre e o cobalto, porque reduzem a histerese e aproximam a TTR da temperatura oral. Para além do cobre, pequenas quantidades de alumínio, zircónio, crómio ou ferro são benéficas para melhorar a resistência da forma martensítica. Tem sido afirmado que a adição de Cobre permite um encaixe mais fácil do fio do arco e proporciona forças mais elevadas e, além disso, o carbono melhora o controlo das propriedades de retorno do fio do arco.

Os elementos intersticiais dissolvidos (pequenos átomos como O, N e C) não podem substituir os átomos maiores dos metais pesados; pelo contrário, estes pequenos átomos perturbam as matrizes. Assim, o oxigénio forma uma inclusão $Ti_4Ni_2O_4$, que diminui a elasticidade da liga. No entanto, a penetração do oxigénio na matriz da liga é altamente indesejável e são tomadas medidas especiais para o evitar enquanto o metal é aquecido durante o processo de conformação.

Para além das alterações de memória, o oxigénio intersticial faz com que as ligas NiTi se tornem susceptíveis ao ataque por pites e fendas de halogenetos, como as soluções de sal de mesa. O azoto, que é utilizado para proteger e endurecer estas ligas, comporta-se da mesma forma, sendo o seu efeito aditivo ao do oxigénio.

Classificação

I. Entre as ligas de níquel-titânio, existem 2 sub-divisões.

- Convencional

- Superelástico

- Pseudoelástico

- Termoelástico

II. A revisão de Waters em 1992 dividiu os compostos em 3 grupos, com base na sua gama de transição térmica:

• Grupo 1 - inclui ligas com TTRs entre a temperatura ambiente e a temperatura corporal (ligas martensíticas activas)

• Grupo 2 - inclui ligas com TTRs inferiores à temperatura ambiente (austeníticas)

• Grupo 3 - inclui ligas com TTRs próximos da temperatura corporal, "que, em virtude do efeito de memória de forma, voltam à sua forma original quando activadas pelo calor do corpo".

III. O nitinol, tal como referido por Andreasen et al em 1971, é obtido em dois tipos

• O Nitinol Elástico

• O Nitinol Térmico

IV. Evans e Burning introduziram uma classificação ainda mais abrangente das ligas ortodônticas, dividindo-as em 5 grupos:

• Fase I - incluindo ligas como o ouro e o aço inoxidável

• Fase II - estabilizada

• Fase III - austenítico superelástico-ativo

• Fase IV - martensítico termodinâmico-ativo

• Fase V - termodinâmica graduada.

<u>Ligas de níquel-titânio convencionais / estabilizadas</u>

O "Nitinol" foi desenvolvido no início dos anos 60 por William F. Buehler, um metalúrgico investigador do Naval Ordinance Laboratory, em Silver Springs, Maryland. O nome "Nitinol" é um acrónimo derivado dos elementos que compõem a liga. Ni - para níquel, Ti- titânio e nol- para Naval Ordinance Laboratory. A utilização clínica do níquel-titânio foi iniciada por Andreasen em maio de 1972. Esta primeira liga era uma composição 50:50 de liga de níquel-titânio. No entanto, esta liga era uma liga com memória de forma apenas na sua composição. De facto, esta liga era passiva, uma vez que o efeito de memória de forma (SME) tinha sido suprimido pelo trabalho a frio do fio durante a trefilagem a mais de 8-10%. Por conseguinte, esta liga já se encontrava na sua fase martensítica, e é designada por ligas estabilizadas de níquel-titânio. Proffit refere-se a estas ligas como M-NiTi's.

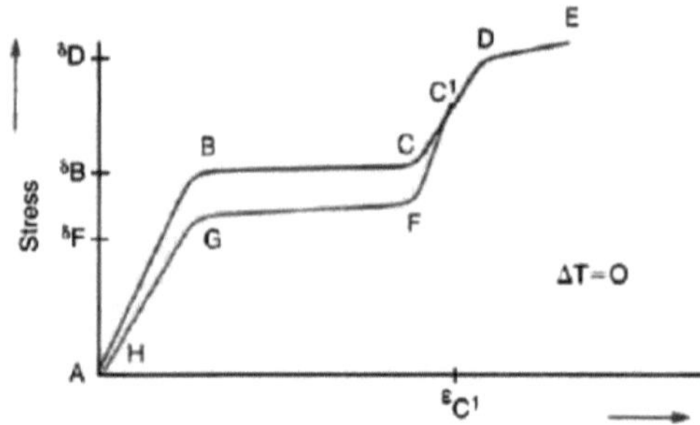

A curva tensão-deformação para este fio incluiria apenas a curva de carga a partir do ponto C. Vai até aos pontos D e E. Não segue a curva de descarga viz. C'-F-G-H, uma vez que a mudança de fase de martensite para austenite não ocorre nestes fios. Note-se que a curva tensão-deformação é linear para estes fios, semelhante à dos aços inoxidáveis. Como não há mudança de fase, não apresenta a propriedade de memória de forma ou super elasticidade.

(Referência - Proffit WR, Fields HW, Sarver D M. Contemporary orthodontics, 4th ed., St. St. Louis: Mosby, 2009).

Composição da liga de níquel-titânio

- Níquel - 55%

- Titânio - 45%

Embora o efeito de memória de forma (SME) associado a estas ligas de níquel-titânio não estivesse disponível no fio Nitinol original (3M Unitek), existiam duas caraterísticas de importância considerável para a ortodontia clínica.

1. O módulo de elasticidade muito baixo (E cerca de 34 GPa em tensão) para o Nitinol corresponde a cerca de um quinto da força fornecida pelos fios de aço inoxidável e metade da força fornecida pelos fios TMA com as mesmas dimensões de secção transversal e comprimento.

2. Devido à gama de trabalho elástica extremamente ampla, os segmentos de 12,5 mm nas gamas de tamanhos clinicamente importantes mantêm um conjunto permanente de não mais de 5 graus, após a flexão em cantilever de 90 graus pelo procedimento de teste original da especificação ANSI/ADA e libertação do momento aplicado.

Propriedades mecânicas

* O limite de elasticidade dos fios de nitinol varia geralmente entre cerca de 210 e 410 MPa.

* Verificou-se que o retorno elástico para seis tamanhos diferentes de arames recém-recebidos varia de 0,0058 a 0,016.

* O módulo de elasticidade é de cerca de 410 MPa.

* A resistência à tração final é de cerca de 1,5 GPa.

* O número de curvas a frio de 90 graus sem fratura é de cerca de 2.

Vantagens (Andreasen e Murro)

* Menos mudanças de arcos,

* Menos tempo na cadeira,

* Redução do tempo necessário para efetuar rotações e nivelamentos, e

* Menos desconforto para o doente.

Limitações do Nitinol

* A fraca formabilidade destes fios implica que são mais adequados para sistemas pré-ajustados. Quaisquer dobras de primeira, segunda e terceira ordem têm de ser sobre-prescritas para obter a dobra permanente desejada.

* O nitinol fracturase facilmente quando dobrado sobre uma aresta afiada. Além disso, a dobragem também afecta negativamente a propriedade de retorno elástico deste fio. Por conseguinte, não se recomenda a dobragem de laços e batentes em nitinol.

* Uma vez que os ganchos não podem ser dobrados ou fixados ao nitinol, recomenda-se a utilização de ganchos e batentes crimpáveis.

Reciclagem de fios de nitinol

A reciclagem de fios de nitinol é frequentemente praticada devido às suas propriedades físicas favoráveis e ao elevado custo do fio.

A reciclagem envolve -

Exposição repetida do fio durante várias semanas ou meses a tensões mecânicas e elementos do ambiente oral e esterilização entre utilizações.

Embora Mayhew e Kusy e Buckthal e Kusy tenham demonstrado que não há perda apreciável nas propriedades dos fios de nitinol após três ciclos de várias formas de esterilização por calor ou desinfeção química, os efeitos do ambiente oral nas propriedades do fio ainda não são conclusivos. Os efeitos combinados da utilização clínica repetida e da esterilização nas propriedades dos fios de nitinol requerem uma investigação mais aprofundada antes de se recomendar a reciclagem destes fios.

Ligas superelásticas de níquel e titânio

- Arcos chineses de NiTi

- Arcos japoneses de NiTi

<u>REFRÊNCIAS</u>

1. Proffit WR, Fields HW, Sarver D M. Contemporary orthodontics, 4th ed., St. St. Louis: Mosby, 2009.

2. Anusavice KJ. Phillips' Science of Dental Materials, 11ª edição W.B. Sounders Company, 2003.

3. O'Brien W J: Dental materials and their selection, terceira edição, Quintessence Publishing Co, Inc 2002.

4. Waters N E. Atualização de produtos ortodônticos - fios super elásticos de Níquel-Titânio. B J Orthod 1992; 19: 319-322.

5. Evans TJW, Durning P. Atualização dos produtos ortodônticos. B J Orthod 1996; 23:26975.

6. Andreasen GF, Brady PR. Uma hipótese de uso do fio de nitinol 55 para ortodontia. Angle Orthod 1972; 42:172-177.

7. Hurst CL, Duncanson MG, Nanda RS, Angolkar PV. An evaluation of the shapememory phenomenon of nickel-titanium orthodontic wires. Am J Orthod Dentofacial Orthop 1990; 98:72-76.

8. Santoro M, Nicolay OF, Cangialosi TJ. Pseudoelasticidade e termoelasticidade das ligas de níquel-titânio: Uma revisão clinicamente orientada. Parte I: Faixas de transição de temperatura Am J Orthod Dentofacial Orthop 2001; 119:587-593.

9. Santoro M, Beshers DB. Ligas de níquel-titânio: faixa de transição de temperatura relacionada à tensão. Am J Orthod Dentofacial Orthop 2000; 118:685-692.

10. Tonner RI, Waters NE. As caraterísticas dos fios superelásticos de Ni-Ti em flexão de três pontos. Parte I: o efeito da temperatura. Eur J Orthod 1994; 16:409-419.

11. Thayer TA, Bagby MD, Moore RN, DeAngelis RJ. Difração de raios X de fios ortodônticos de nitinol. Am J Orthod Dentofacial Orthop 1995; 107:604-612.

12. Andreasen G, Heilman H, Krell D. Alterações de rigidez no Nitinol termodinâmico com o aumento da temperatura. Angle Orthod 1985; 55:120-126.

13. Andreasen G F, Murrow R E. Análises laboratoriais e clínicas do fio de nitinol. Am J Orthod 1978; 73: 142-151.

14. Mayhew MJ, Kusy RP. Efeitos da esterilização nas propriedades mecânicas e na topografia da superfície dos fios de níquel-titânio. Am J Orthod Dentofacial Orthop 1988; 93:232-236.

15. Buckthal JE, Kusy RP. Efeitos dos desinfectantes a frio nas propriedades mecânicas e na topografia da superfície dos fios de níquel-titânio. Am J Orthod Dentofacial Orthop 1988; 94:117-122.

16. Wilkinson PD, Dysart PS, Hood JA, Herbison GP. Caraterísticas de deflexão de carga de fios ortodônticos superelásticos de níquel-titânio. Am J Orthod Dentofacial Orthop 2002; 121: 483-495.

17.Sakima MT, Dalstra M, Melsen B. Como é que a temperatura influencia as propriedades dos fios rectangulares de níquel-titânio? Eur J Orthod 2006; 28:282-291.

*****

CAPÍTULO 11. FIO NITI CHINÊS

Em 1985, Burstone et al, relataram o uso clínico e laboratorial de uma nova liga de níquel-titânio superelástica, chamada Chinese Niti. Esta liga de níquel-titânio foi desenvolvida especialmente para aplicações ortodônticas pelo Dr. Tien Hua Cheng e associados no General Research Institute for Non-ferrous metals em Pequim, China, e daí o nome.

Mover os dentes rapidamente sem desconforto para o paciente e com o mínimo de afrouxamento dos dentes é o conceito de forças ortodônticas contínuas leves introduzido pela primeira vez por Smith e Storey. As forças leves provocam o movimento ininterrupto dos dentes sem ocluir os vasos sanguíneos periodontais. O osso no lado da pressão é contínua e rapidamente reabsorvido, e um novo osso é simultaneamente formado no lado da tensão, com a eliminação dos efeitos negativos da reabsorção de minas. Desde 1985, os fios NiTi chineses têm sido utilizados clinicamente nos Estados Unidos. Estes fios reduziram a fase de nivelamento e alinhamento do tratamento ortodôntico com o mínimo de desconforto. O fio de NiTi chinês tem uma temperatura de transição muito mais baixa do que o fio de nitinol.

Uma vez que o aço inoxidável é o material de fio de arco mais comummente utilizado, o fio NiTi será comparado com os fios de aço inoxidável e de nitinol, contrastando as suas propriedades mecânicas.

Três caraterísticas do fio descritas

- O retorno elástico (o raio de ação do fio)

A quantidade de retorno elástico é aqui definida como a diferença entre a deflexão (ativação) de 80o e a deformação residual após a descarga para 0 gm mm. Com base na ativação de 80o, os recuos elásticos para fios de 0,016 polegadas são de 16o para o aço, 52o para o nitinol e 73o para o NiTi chinês. O fio de NiTi chinês tem 1,4 vezes o retorno elástico do fio de nitinol e 4,6 vezes o retorno elástico do fio de aço inoxidável para 80o de ativação; a 40o de ativação, o fio de NiTi tem 1,6 vezes o retorno elástico do fio de nitinol

- Rigidez (a força ou o momento produzido por cada unidade de ativação)

Um teste de flexão foi utilizado para avaliar a caraterística de deflexão angular do momento dos fios. A rigidez foi determinada a partir da curva de descarga, que é análoga ao uso clínico. As ligas de níquel-titânio, particularmente o NiTi, apresentam relações não lineares entre o momento fletor e a deflexão angular. Portanto, uma única constante não fornece uma medida adequada da rigidez do fio. A mudança na rigidez entre diferentes ativações está relacionada a outro achado clinicamente interessante, a saber, que a magnitude da força aumenta se um fio é recolocado num braquete. Se fosse utilizado um fio de aço inoxidável ou nitinol, uma certa quantidade de força seria produzida se um fio de arco fosse encaixado num determinado braquete. Se o dente se movesse em direção ao fio do arco, e o clínico soltasse o fio e o recolocasse, a força seria a mesma depois de voltar a atar. Isto não seria verdade com o fio NiTi chinês. Após a ativação de 80 o, se um dente se movesse para a posição de 40 o, permaneceriam 380 gm-mm. Se o fio for então desatado e recolocado, é produzido um momento mais elevado (700 gm-mm), quase o dobro do momento produzido quando o fio é deixado no sítio. À medida que o fio continua a desativar-se, o momento produzido pelo fio ativado duas vezes aproxima-se do momento de uma única ativação. A previsão exacta das forças ortodônticas do fio NiTi é difícil porque ocorre uma considerável não linearidade durante a desativação e a rigidez depende do grau de ativação.

- O momento máximo (o maior par de flexão que um fio é capaz de suportar).

Momentos e retorno elástico a 800 deformação

Fio	Momento (gm-mm)	SD	Deformação permanente (graus)	Retorno elástico (graus)	% de recuperação
Aço inoxidável 0,016 polegadas	3067	29	64	16	20

Nitinol 0,016 polegadas	2112	38	28	52	65
NiTi chinês 0,016 polegadas	1233	29	7	73	91

(Referência- Burstone CJ, Qin B, Morton JY. Fio NiTi chinês - Uma nova liga ortodôntica. Am J Orthod 1985; 87: 445-452)

Efeitos dependentes da temperatura

As propriedades mecânicas do aço inoxidável não variam às temperaturas habitualmente utilizadas para fins clínicos. Os fios de nitinol apresentam diferenças insignificantes na rigidez ou no retorno elástico entre a temperatura ambiente e a temperatura da boca. O fio NiTi chinês, por outro lado, apresenta algumas pequenas diferenças a temperaturas variáveis porque os componentes do material têm temperaturas de transição mais baixas a 60 °C, a curva de carga é ligeiramente mais elevada e a curva de descarga perde a sua forma de S e apresenta uma maior deformação permanente e um menor retorno elástico. Uma vez que o fio é normalmente utilizado entre a temperatura ambiente e a temperatura da boca, estes efeitos dependentes da temperatura são clinicamente insignificantes.

Efeitos dependentes do tempo

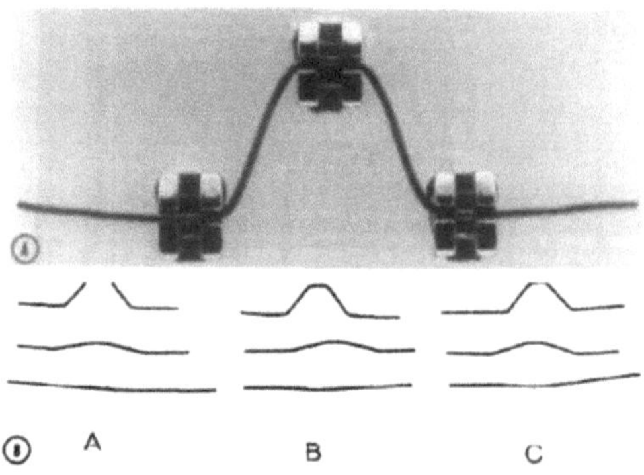

A - Os fios de 0,016 polegadas colocados em três braquetes. B - A forma dos fios após a remoção. Linha superior - fio de aço inoxidável, linha do meio - fio de nitinol, linha inferior - fio de NiTi: A - 1 minuto, B - 1 hora, C - 3 dias. Note-se a pequena quantidade de deformação permanente do fio de NiTi e a sua crescente deformação ao longo do tempo com o fio de nitinol. (Referência- Burstone CJ, Qin B, Morton JY. Fio NiTi chinês - Uma nova liga ortodôntica. Am J Orthod 1985; 87: 445-452)

Os fios de aço inoxidável são resistentes à deformação permanente adicional que ocorre com o tempo. Pode ocorrer algum relaxamento de tensão, mas os efeitos não são significativos. Os fios de aço inoxidável de 0,016 polegadas, nitinol e NiTi chinês foram encaixados em braquetes colocados interproximalmente a 3 mm de distância, com uma discrepância oclusogengival de 6,5 mm entre o braquete central e os adjacentes. Os fios permaneceram presos por períodos de 1 minuto, 1 hora e 72 horas. Deve-se notar que, ao longo de 1 minuto, o fio chinês de NiTi deformou-se pouco, em comparação com os fios de nitinol e de aço inoxidável, que se deformaram consideravelmente. Para além disso, o fio de nitinol continuou a apresentar uma deformação dependente do tempo após os 5 minutos iniciais. Este facto já tinha sido referido anteriormente. Embora os fios de NiTi apresentem alguns efeitos dependentes do tempo, estes são insignificantes à temperatura ambiente.

<u>Propriedades mecânicas</u>

• O fio tem um retorno elástico que é 4,4 vezes superior ao do fio de aço inoxidável comparável e 1,6 vezes superior ao do fio de nitinol, se o retorno elástico for medido no rendimento com base num ensaio de cantilever de 5 mm de vão.

• A 80° de ativação, a rigidez média do fio NiTi chinês é 73% da do fio de aço inoxidável e 36% da do fio de nitinol.

• A curva de carga não linear invulgar é incorporada no fio NiTi. Esta é potencialmente uma caraterística de design significativa para aparelhos de força constante.

• Ao contrário dos fios de outras ligas ortodônticas, a rigidez caraterística determinada pela quantidade de activações é consideravelmente mais elevada do que a de grandes activações.

• A deformação do fio NiTi não é particularmente dependente do tempo e, ao contrário do fio de nitinol, não continuará a deformar-se significativamente na boca entre ajustes.

• O fio chinês de NiTi é muito adequado se for necessária uma baixa rigidez e se forem necessárias grandes deflexões. A sua maior rigidez em pequenas activações torna-o mais eficaz do que os fios de ligas tradicionais, cujos níveis de força podem ser demasiado baixos (uma vez que os dentes se aproximam da forma passiva do fio)

<u>Aplicação clínica</u>

• Devido à sua elevada amplitude de ação ou retorno elástico, o fio chinês NiTi é aplicável em situações em que é necessária uma grande deflexão. A aplicação inclui procedimentos com fio reto quando os dentes estão muito desalinhados e em aparelhos concebidos para fornecer forças constantes durante as principais fases do movimento dentário.

• Ao contrário dos fios de outras ligas ortodônticas, a rigidez caraterística é determinada pela quantidade de ativação. A taxa de deformação da carga de uma pequena ativação é consideravelmente mais elevada do que a de grandes activações, pelo que o fio chinês de NiTi é altamente adequado se for necessária uma baixa rigidez e uma grande deflexão.

A sua maior rigidez em pequenas activações torna-o mais eficaz do que os fios de ligas tradicionais, cujos níveis de força podem ser demasiado baixos (à medida que os dentes se aproximam da forma passiva do fio).

<u>REFRÊNCIAS</u>

1. Chen R, Zhi YF, Arvystas. Fio de liga NiTi chinês avançado e observações clínicas. Angle Orthod 1992; 62: 59-66.

2. Burstone CJ, Qin B, Morton JY. Fio NiTi chinês - Uma nova liga ortodôntica. Am J Orthod 1985; 87: 445-452.

3. Kapila e Sachdeva: Propriedades mecânicas e aplicação clínica de fios ortodônticos. Am J Orthod 1989; 100- 109.

4. Proffit WR, Fields HW, Sarver D M. Contemporary orthodontics, 4th ed., St. St. Louis: Mosby, 2009.

5. Kusy RP. Biomateriais ortodônticos: Do passado ao presente, Angle Orthod 2002; 72:501-512.

*****

CAPÍTULO 12. FIO NITI JAPONÊS

O fio japonês de liga de Niti foi produzido pela Furukawa Electric Co, tendo sido referido pela primeira vez por Miura et al em 1986. Estes fios, no estado em que se encontravam, estavam na fase austenítica e apresentavam a propriedade de superelasticidade. Estes fios eram capazes de fazer uma transição de fase (ao contrário das ligas de níquel-titânio estabilizadas originais) sob condições de tensão e temperatura, e são designados "activos" para fins clínicos. Os fios austeníticos "activos" não se destinam a sofrer transformação de fase à temperatura da boca, pelo que a sua super elasticidade resulta da indução de tensão, como na ligadura do fio.

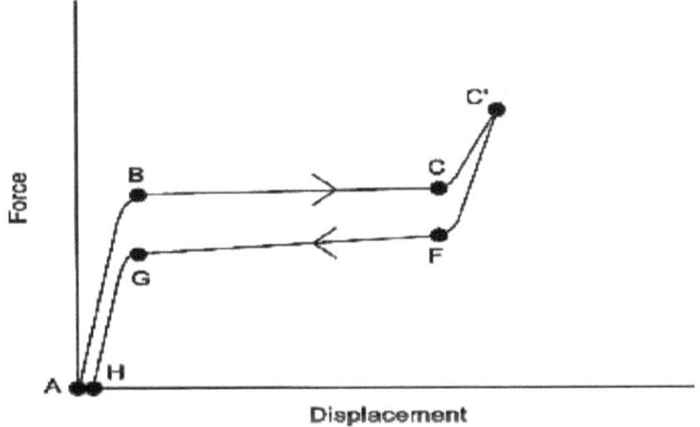

A fase austenítica transforma-se na fase martensítica. Quando o fio é deixado na boca, volta a transformar-se de martensítico em austenítico, ao longo de um período de tempo devido à libertação de tensões. Neste processo, segue a curva de "descarregamento". Assim, estas ligas são capazes de exercer uma força baixa e contínua sobre o dente.

(Referência - Proffit WR, Fields HW, Sarver D M. Contemporary orthodontics, 4th ed., St. St. Louis: Mosby, 2009).

No entanto, este fio tem uma desvantagem significativa para o ortodontista; a dobragem do fio é impossível com estas ligas. Por conseguinte, se tiver uma forma de arco pré-fabricada, não será possível alterá-la de acordo com as necessidades de cada indivíduo.

Miura et al tentaram ultrapassar o inconveniente da limitada formabilidade através de um processo conhecido como DERHT ou Tratamento Térmico de Resistência Eléctrica Directa.

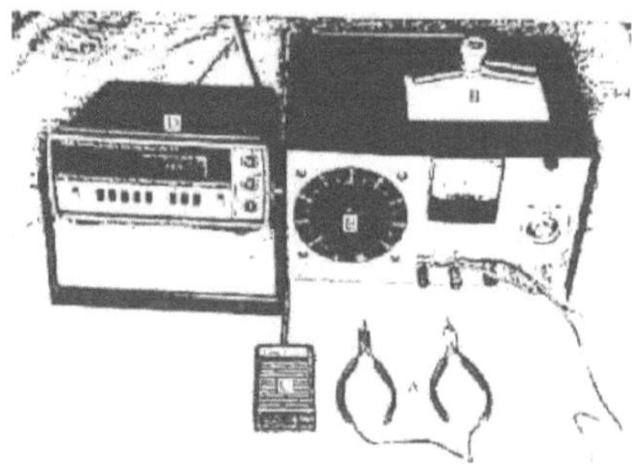

O equipamento para o método DERHT A) alicate elétrico, B) suporte de arco elétrico C) interrutor de pé, D) medidor de corrente eléctrica, E) transformador e F) temporizador.

(Referência - Miura F, Mogi M, Yoshiaki O. Fio de liga de NiTi japonês utilizado no método de tratamento por resistência ao calor elétrico. Eur J Orthod 1988; 10:187-191).

Com este procedimento foi possível

• Dobrar o fio - O equipamento utilizado para este efeito consiste em dois alicates que estão ligados a dois eléctrodos. O fio é mantido entre os dois eléctrodos. Quando a corrente eléctrica passa pelos eléctrodos, devido à resistência, o fio aquece. Neste momento é possível dobrar o fio.

• Variar a força aplicada pelos vários segmentos do fio.

Propriedades

Exame das propriedades mecânicas do fio

- Ensaios de tração - O ensaio de tração uniaxial é o método mais aceitável para demonstrar claramente as propriedades mecânicas comparativas dos fios. A resistência à tração foi testada com a amostra de fio ligada a uma placa de aço com resina epóxi a 37±1°C, para indicar a curva tensão-deformação. Foi feita uma comparação com outros espécimes de fio, tais como aço inoxidável, Co-Cr-Ni e Nitinol. Foram selecionados quatro tipos diferentes de fio redondo com 0,016 polegadas de diâmetro. O módulo de elasticidade foi de 17-20x103 kg/mm² para o fio de aço inoxidável e de 17-22x103 kg/mm² para o Co-Cr-Ni. O módulo de elasticidade do fio de Nitinol foi de 5-6x103 kg/mm² , mostrando que a curva tensão-deformação é quase reta. Em contraste, a curva tensão-deformação de grande significado foi produzida com o fio da liga japonesa NiTi, produzindo um valor significativamente mais elevado de módulo de elasticidade do que o fio de Nitinol. Quando o estiramento excedeu 2%, o valor da tensão não foi alterado de forma apreciável. Quando a deformação era induzida a 8% ou mais, a tensão aumentava ainda mais. Esta propriedade invulgar do fio de liga NiTi japonês, ilustrada pela curva tensão-deformação, é designada por "propriedade superelástica".

- Ensaios de flexão - Para determinar a possível utilização da propriedade superelástica na ortodontia clínica, foi efectuado um ensaio de flexão de três pontos numa situação especialmente concebida, semelhante às condições envolvidas na movimentação de dentes na cavidade oral. Foi realizado um ensaio de flexão em três pontos através da conceção de um instrumento para clarificar a relação entre a carga e a deflexão, determinando a natureza da força exercida durante o tratamento ortodôntico. Um único braquete foi fixado num poste de aço, actuando como uma unidade dentária colocada num palco móvel, de modo a que a extensão do braquete pudesse ser fixada em 14 mm. O fio de teste foi mantido no lugar com um fio de ligadura na ranhura com uma quantidade conhecida de força. A porção média do segmento de fio foi então deflectida 2 mm à velocidade de 0,1 mm/min sob a pressão de um poste metálico com 5 mm de diâmetro.

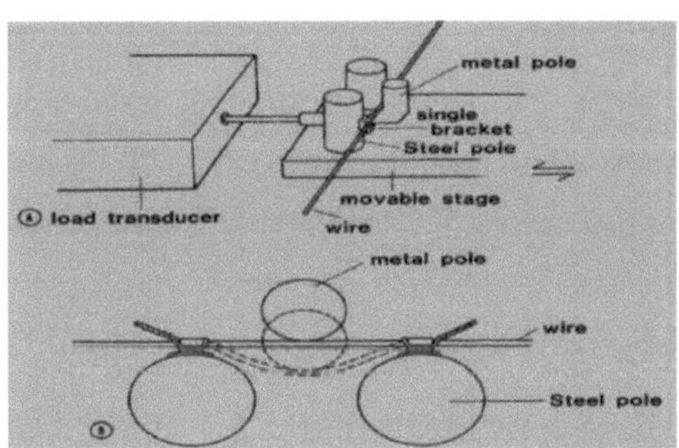

(Referência - Miura F, Magi M, Ohura Y, Hamanaka H. A propriedade superelástica do fio de liga de NiTi japonês para uso em ortodontia. Am J Orthod Dentofacial Orthop 1986; 90:1-10).

Quando a deflexão era inferior a 0,6 mm, a carga diminuía numa determinada proporção e o conjunto permanente era de apenas 0,01 mm. Ao avaliar os resultados dos ensaios, tanto o ensaio de flexão como o ensaio de tração demonstraram que o fio de liga NiTi japonês possui propriedades superelásticas.

Medição da influência do tratamento térmico especial no fio

O tratamento térmico da liga de NiTi provoca uma alteração drástica nas suas propriedades mecânicas. Para obter uma utilização óptima da propriedade superelástica na ortodontia clínica, foi estudada a influência de uma série variada de tratamentos térmicos. Foi efectuado um estudo comparativo desta propriedade antes e depois de ser submetida ao calor, utilizando um fio de liga NiTi japonês de 0,016 polegadas. O tratamento térmico foi efectuado por imersão do fio a 200°C, 300°C, 400°C, 500°C e 600°C. Os períodos de exposição ao calor foram de 5, 10, 60 e 120 minutos. Após a exposição ao calor, o fio foi arrefecido em água. As propriedades mecânicas do fio foram então determinadas através da realização de uma série de testes de flexão no instrumento de teste de flexão. O teste foi efectuado a uma temperatura de 37±1°C.

Não foi registada qualquer alteração significativa das propriedades mecânicas do fio a 200°C ou 300°C. A 400°C, a parte que indica a relação linear entre a carga e a deformação mostrou que apenas uma pequena quantidade de efeito do tratamento térmico foi notada, o valor da carga foi reduzido com o passar do tempo. A uma temperatura de 500°C, a parte da carga que mostra a superelasticidade foi definitivamente diminuída. A diminuição da carga foi maior do que a 400°C. O fio, tratado a 500°C durante 120 minutos, apresentou uma porção superelástica de aproximadamente 50 g de carga, juntamente com a remoção gradual da carga. A superelasticidade e a boa propriedade de retorno elástico do fio foram quase completamente perdidas, mesmo quando a exposição ao calor foi de apenas 5 minutos.

Molas helicoidais japonesas em liga de NiTi

Miura et al, em 1988, realizaram estudos sobre molas helicoidais fechadas e abertas da liga japonesa de níquel-titânio (NiTi). Uma vez que o fio de arco da liga japonesa de NiTi possui muitas propriedades desejáveis para o movimento fisiológico dos dentes, há razões suficientes para acreditar que propriedades semelhantes também poderiam ser obtidas se este fio de liga fosse fabricado em molas helicoidais. Por esta razão, foi realizado um estudo intensivo sobre as propriedades de tração e compressão das molas helicoidais.

A partir dos resultados obtidos pelo estudo comparativo das molas helicoidais japonesas em liga de NiTi e das molas helicoidais em aço inoxidável disponíveis no mercado, conclui-se que a mola helicoidal japonesa em liga de NiTi tem propriedades desejáveis de retorno elástico e superelástica que não são possíveis com as molas helicoidais do tipo aço inoxidável.

Do estudo resultaram as seguintes afirmações fundamentais:

• Quando o lúmen da mola helicoidal permanece constante, o valor da carga da atividade superelástica aumenta à medida que o diâmetro do fio aumenta.

• Quando o diâmetro do fio permanece constante, o valor da carga da atividade superelástica aumenta à medida que o lúmen da bobina se torna mais pequeno.

• Quando a temperatura de transformação martensítica aumenta, o valor da carga da atividade superelástica é reduzido.

• Quando o passo das bobinas da mola de bobina aberta é alterado de fino para grosso, o valor da carga da atividade superelástica pode continuar a ser o mesmo e a gama de atividade superelástica aumenta.

Ao correlacionar estas observações relativas ao diâmetro, ao lúmen, à temperatura de transformação martensítica e ao passo das bobinas, é agora possível utilizar seletivamente as molas helicoidais da liga japonesa NiTi para obter um movimento dentário ideal e ótimo.

Otto Barwart, em 1996, investigou o efeito da mudança de temperatura no valor da carga das molas helicoidais japonesas de NiTi na sua gama superelástica. As molas helicoidais japonesas de NiTi exercem propriedades semelhantes de superelasticidade em comparação com os fios japoneses de NiTi. A mola exerce uma força contínua leve e constante numa longa gama de ativação crescente ou decrescente. Esta propriedade permite que a mola seja usada para o movimento ortodôntico fisiológico dos dentes. Um valor de carga constante só pode ser mantido a temperaturas constantes. No entanto, influências externas que afectam a boca, por exemplo quando se come ou bebe, causam flutuações de temperatura, que podem ser consideráveis. Neste estudo, as molas helicoidais foram aquecidas e arrefecidas entre 20 °C e 50 °C, enquanto eram mantidas em extensão constante. Durante este procedimento, a força foi continuamente registada.

As molas helicoidais de aço inoxidável disponíveis no mercado foram testadas da mesma forma. Para todas as molas examinadas, os valores de carga aumentaram com o aumento da temperatura e diminuíram com a descida da temperatura. Esta relação entre a mudança de temperatura e a quantidade de mudança de carga foi mais pronunciada nas molas helicoidais de NiTi do que nas molas helicoidais de aço inoxidável. A força medida a 37 °C foi cerca de duas vezes superior à medida a 20 °C, para um tipo de mola helicoidal de NiTi. No arrefecimento, a mola super-elástica apresentou um comportamento invulgar. Imediatamente após o início da descida da temperatura, ocorreu uma rápida diminuição da força para níveis inferiores aos encontrados a temperaturas crescentes. Esta diminuição não linear da carga não foi observada nas molas helicoidais de aço inoxidável. Os resultados demonstram que as alterações mínimas de temperatura podem causar alterações significativas na força exercida pelas molas helicoidais superelásticas de NiTi.

Implicações clínicas

O fio de Nitinol pode ser utilizado em más oclusões de classe I, II e III, tanto em casos de extração como de não extração. Quanto mais o fio tiver de ser desviado da forma ideal da arcada quando ligado ao bracket, maior é o benefício do fio de Nitinol em relação ao fio de aço inoxidável.

Os benefícios mais importantes do fio de Nitinol são obtidos quando um fio retangular é inserido no início do tratamento. A rotação, nivelamento, inclinação e torção simultâneos podem ser realizados mais cedo com um fio retangular resiliente, como o Nitinol. Em alguns casos, todo o caso pode ser tratado com apenas um fio de arco. É ideal para utilização com a maioria dos aparelhos pré-torcidos e pré-angulados, porque a inclinação e a verticalização dos dentes podem ser iniciadas nas fases iniciais do tratamento.

Quando o caso está quase concluído com um fio de arco de Nitinol, há muito pouco a fazer no sentido de colocar dobras de compensação nas raízes verticais, uma vez que os espaços foram fechados. No tratamento de casos de extração, com brackets duplos pré-torquizados e pré-angulados e Nitinol, podem ser utilizados métodos auxiliares convencionais de fecho de espaços, juntamente com aparelhos extrabucais, quando necessário. O uso do Nitinol com braquetes pré-torqueados e pré-angulados requer um monitoramento cuidadoso da movimentação dentária, devido à alta elasticidade do fio e à força mais contínua. Por isso, os intervalos de tempo entre as consultas não podem ser alargados.

Correção da mordida cruzada

O fio de nitinol tem sido utilizado com sucesso na correção de mordidas cruzadas. O fio de nitinol produzirá uma direção de força com uma taxa de deflexão de carga baixa que é mais desejável do que os elásticos de mordida cruzada.

Levantamento de caninos afectados

Outra utilização clínica do fio de Nitinol é a verticalização de caninos impactados através da utilização de um par ou torque na segunda ordem de espaço. O torque é realizado através da inserção de um fio auxiliar de Nitinol no slot do braquete do canino. Este auxiliar estende-se U polegada mesial e distal ao braquete do canino e altera ambas as extremidades do fio de Nitinol recozido. Os ganchos auxiliares podem ser dobrados nas extremidades. O auxiliar é então desviado para um fio de arco rígido estabilizador e os auxiliares são enganchados a ele ligando-o ao fio estabilizador. Esta reação, por sua vez, produz uma força de verticalização sobre as raízes caninas.

Limitações

A caraterística clínica mais significativamente diferente do fio de Nitinol, quando comparado com o fio de aço inoxidável, é a sua resistência à dobragem. Pode ser desviado muito para fora do plano sem perder a sua capacidade de voltar a dobrar. Isso pode causar alguns problemas na colocação de dobras desejáveis, passos de entrada e saída, loops e torques.

O nitinol não pode ser dobrado com instrumentos de ponta afiada. Embora o Nitinol pareça bastante flexível e dê a impressão de ser muito dúctil, parte-se facilmente quando dobrado sobre uma aresta afiada. Não se recomenda a dobragem de laços ou dobras em ómega no Nitinol. A sua dobragem é morosa e é uma fonte potencial de falha quando se tenta fechar os laços. O fecho de laços, em particular, não é prático para o fio de Nitinol.

O nitinol não pode ser soldado ou unido a si próprio sem recozer o fio, e causa um elevado risco de falha na dobragem dos ganchos de fixação. Assim, os profissionais encontraram ganchos e batentes frisáveis como uma alternativa bem sucedida. Os "Cinch-backs" distais aos tubos vestibulares são facilmente conseguidos através do recozimento por resistência ou recozimento por chama da extremidade do fio. Uma vez que o fio esteja macio, é muito fácil dobrá-lo em qualquer configuração desejada, mas deve-se ter cuidado para não superaquecer o fio. Uma cor azul escura indica que a temperatura é suficiente para recozer o fio. Se o fio de Nitinol for aquecido a um vermelho cereja, como acontece com o fio de aço inoxidável, existe o risco de o tornar quebradiço.

Biocompatibilidade

A liga de NiTi no seu estado martensítico trabalhado a frio tem sido utilizada há cerca de duas décadas em ortodontia e parece ser bem tolerada pelo paciente. Também há provas de que as próteses implantáveis de NiTi parecem ser bem toleradas pelo tecido hospedeiro. Deve ser evitado em doentes com historial de sensibilidade ao níquel.

Vantagens

- Entrega com a força mais baixa.

- Excelente retorno elástico em flexão, particularmente para ligas superelásticas e com memória de forma.

- As ligas superelásticas podem ser tratadas termicamente pelo médico para variar as caraterísticas de aplicação da força.

Desvantagens

- Caro, sobretudo para os produtos mais recentes.

• A segunda maior fricção entre fio e bracket depois do TMA (diminuiu para o novo produto implantado com iões).

• Difícil de colocar dobras permanentes e não é possível dobrar o fio sobre uma aresta afiada ou num laço completo.

• Os fios não podem ser soldados e devem ser unidos por um processo de cravação mecânica.

- A mais baixa resistência à corrosão in vitro das ligas de arame (pode ser motivo de preocupação quanto à libertação de níquel in vivo).

<u>REFRÊNCIAS</u>

1. Proffit WR, Fields HW, Sarver D M. Contemporary orthodontics, 4th ed., St. St. Louis: Mosby, 2009.

2. Kapila e Sachdeva: Propriedades mecânicas e aplicação clínica de fios ortodônticos. Am J Orthod 1989; 100- 109.

3. Miura F, Magi M, Ohura Y, Hamanaka H. A propriedade superelástica do fio da liga japonesa NiTi para uso em ortodontia. Am J Orthod Dentofacial Orthop 1986; 90:1-10.

4. Miura F, Mogi M, Yoshiaki O. Fios de liga NiTi japoneses utilizam o método de tratamento por resistência ao calor elétrico. Eur J Orthod 1988; 10: 187-191.

5. Miura F, Magi M, Ohura Y, Hamanaka H. A propriedade superelástica do fio de liga NiTi japonês para utilização em ortodontia. Parte III. Estudos sobre as molas helicoidais de liga de NiTi de Jananese. Am J Orthod Dentofacial Orthop 1988; 94:89-96.

6. Barwart O. O efeito da alteração da temperatura no valor da carga das molas helicoidais japonesas de NiTi na sua gama superelástica. Am J Orthod Dentofacial Orthop 1996; 110:553-558.

*****

CAPÍTULO 13. FIOS DE COBRE NITI (FIOS DE NÍQUEL-TITÂNIO ACTIVADOS PELO CALOR)

O cobre NiTi foi introduzido em 1994 pela Ormco Company e pode ser fabricado para se transformar entre a estrutura cristalina maleável (martensítica) e a estrutura cristalina que mantém a forma (austenítica) a diferentes temperaturas (27°C, 35°C e 40°C). Assim, são fios activados pelo calor do corpo que são mais facilmente encaixados à temperatura ambiente e tornam-se funcionais às temperaturas encontradas na boca. Os fios de CuNiTi são comercializados para ortodontistas com base em suas diferentes propriedades, incluindo o fornecimento de força intermitente, com várias temperaturas de transformação.

Foram efectuados alguns estudos mecânicos que demonstraram que os fios CuNiTi apresentam menos alterações nas suas curvas tensão-deformação devido à deformação cíclica do que a liga binária NiTi mais estável. Têm também uma histerese de tensão mais estreita e uma temperatura de transformação e aplicação de força mais estáveis. Assim, estes fios também ajudam a movimentar os dentes através de uma força contínua ligeira, o que evita a hialinização da membrana periodontal, a necrose, a reabsorção subjacente e a perda de ancoragem e diminui a probabilidade de reabsorção radicular.

Composição

É a mais recente introdução na família das ligas NiTi. Foi introduzida por Rohit Sachdeva e Suchio Miyasaki em 1994. Trata-se de uma liga quaternária de cobre, níquel, titânio e crómio.

	% em peso	Em % do peso
Titânio	42.49	48.08
Níquel	49.87	45.39
Crómio	0.50	0.96
Cobre	5.64	5.57

Trata-se de um fio ativo austenítico cujas adições de cobre aumentam a sua resistência e reduzem a energia perdida na transformação inversa. Infelizmente, estes benefícios ocorrem à custa do aumento da sua temperatura de transformação de fase acima da temperatura da cavidade oral ambiente. Para compensar este efeito indesejado, é adicionado 0,5% de crómio para que a temperatura de transformação volte a ser de 27° C.

Também estão disponíveis duas outras ligas desta família de ligas NiTi-Cu-Cr - uma que tem uma temperatura de transformação de 35°C e outra que contém 0,2% de crómio e transforma-se a 40°C.

As caraterísticas únicas da liga tornaram possível o desenvolvimento de uma nova estratégia de tratamento, nomeadamente a "ortodontia de temperatura de transformação variável". Em suma, a liga Cu-NiTi com uma temperatura de transformação variável é utilizada para gerar uma variedade de tensões, conforme ditado pelas necessidades do paciente, fase de tratamento e estratégia.

Apresentava vantagens distintas em relação às outras ligas introduzidas.

• Gera uma força mais constante durante uma longa ativação.

• Para activações muito pequenas, o Cu NiTi gera uma força quase constante, ao contrário de outros fios NiTi.

• Mais resistente à deformação permanente e com melhores propriedades de retorno elástico.

• Apresenta uma menor queda nas forças de descarga, reduzindo a histerese.

• A adição de Cu com um processo de fabrico mais sofisticado torna possível o fabrico de 4 fios Cu-NiTi diferentes.

Papel do Cu-NiTi - Baseado nas vantagens acima

Quando prendemos o fio ao bracket, aplicamos força no dente. Esta força causa dor ao paciente e é chamada de força de ativação. O que é realmente necessário é ter uma força de ativação que seja muito baixa e que cause o mínimo de desconforto ao paciente.

A segunda é a força de desativação, ou seja, a força que coloca o dente em posição quando amarramos o fio. A energia armazenada, que usamos para prender o fio no braquete, agora será dissipada em termos de trazer o dente para a posição desejável. Esta força é chamada de força de desativação ou de descarga. Assim, o que pretendemos é que a força de descarga seja suficientemente elevada para causar um movimento efetivo e que a força efectiva seja pequena para causar menos dor. O cobre reduz a diferença entre a força de carga e a força de descarga para que haja uma perda mínima de energia e, por conseguinte, o sistema se torne eficaz. Reduz a perda de energia devido à redução do atrito.

Permite um controlo preciso da temperatura de transferência, uma vez que qualquer impureza mínima altera o acabamento austenítico do fio, uma alteração de 1% na composição do níquel altera a força de ativação (Af) em 10°C. O cobre quase diminui a margem de erro possível em termos do efeito de uma ligeira alteração da composição na Af.

Como sabemos, o NiTi tem 2 fases distintas - martensítica e austenítica. A estabilidade destas fases depende da temperatura, por isso, se um material tiver uma temperatura de transferência inferior à temperatura da massa, por exemplo, Af é 25 °C, ou seja, é completamente transformado na sua fase austenítica quando o material está na boca. Agora se o material tem Af 40 °C, quando o colocamos na boca, o fio é exposto à temperatura de 37°C ele é parcialmente transformado ou em outras palavras, ele ainda tem fase martensítica nele então o Af sugere o quanto na fase martensítica a liga é em comparação com a fase austenítica.

O material terá 100% de fase austenítica, se a Af for inferior à temperatura da boca.

<u>Classificação</u>

Dependendo do Af, os fios ortodônticos fabricados a partir desta liga foram desenvolvidos para situações clínicas específicas. Essas quatro ligas formam a base da "ortodontia com temperatura de transformação variável"

Tipo I:

- Temperatura Af - 10- 15°C

- Não é utilizado para aplicações clínicas devido ao elevado nível de força.

Tipo II:

- Temperatura Af - 27°C

- Produzem a força mais elevada e são indicadas em pacientes normais, pacientes em que é necessário um movimento rápido dos dentes e com um limiar de dor médio ou elevado.

Tipo III:

- Temperatura Af - 35 com C

- É indicado em pacientes com limiar de dor baixo a normal e também em pacientes com comprometimento periodontal ligeiro.

Tipo IV:

- Temperatura Af - 40°C

- Produz o nível mais baixo de força e é bom em pacientes altamente sensíveis à dor e que estão periodontalmente comprometidos.

- Quando a cooperação do paciente é fraca ou o paciente não pode visitar o ortodontista durante muito tempo.

<u>Vantagens</u>

- Mais resistente à deformação permanente.

- Melhor retorno elástico em comparação com outras ligas Ni-Ti.

- São exercidas forças mais constantes em pequenas activações.

<u>REFRÊNCIAS</u>

1. Anusavice KJ. Phillips' Science of Dental Materials, 11ª edição W.B. Sounders Company, 2003.

2. Kapila e Sachdeva: Propriedades mecânicas e aplicação clínica de fios ortodônticos. Am J Orthod 1989; 100- 109.

3. Biermann MC, BerzinsDW, BradleyTG. Thermal Analysis of As-received and Clinically Retrieved Copper-nickel-titanium Orthodontic Archwires. Angle Orthod 2007; 77:499-503.

4. Reitan K. Alguns factores que determinam a avaliação das forças em ortodontia. Am J Orthod 1957; 43:32-45.

5. Sachdeva R C L, Miyazaki S. Biomechanical considerations in the selection of niti alloys in orthodontics and variable transformation temperature in orthodontics with copper Niti. Orthodontics for the next millennium, 1st ed., West Collins Orange, Ormco. West Collins Orange, Ormco Publishing, 1996.

6. Filleul MP, Jordan L. Propriedades de torção dos fios de Ni-Ti e Ni-Ti de cobre: o efeito da temperatura nas propriedades físicas. Eur J of Orthod 1997; 19: 637-646.

*****

CAPÍTULO 14. FIOS DE BETA-TITÂNIO

Os fios de beta-titânio (β-Ti) são ligas de titânio-molibdénio, introduzidas para uso ortodôntico em 1979 por Goldberg e Burstone. Está disponível comercialmente como TMA (liga de titânio-molibdénio).

Historicamente, o titânio puro tem uma rigidez (102 GPa) que é cerca de metade da do aço inoxidável; a rigidez varia subsequentemente de 99 a 127 GPa após a liga para formar o tipo convencional de ligas de titânio de fase alfa.

Para uso ortodôntico, um dos principais objectivos do Dr. Burstone era produzir uma liga cujas caraterísticas de desativação fossem cerca de um terço das do aço inoxidável ou o dobro das de um nitinol estabilizado martensítico convencional.

Isto levou à introdução pela Ormco Corporation da liga de titânio-molibdénio de fase beta de baixa rigidez conhecida como TMA™.

Composição

- Titânio   - 79%

- Molibdénio   - 11%

- Zircónio   - 6%

- Estanho   - 4.5%

- A adição de molibdénio e titânio estabilizou a forma/fase 0 do titânio à temperatura ambiente.

Formas cristalográficas do titânio e das ligas de titânio

Tal como os fios ortodônticos de aço inoxidável e níquel-titânio, o titânio puro apresenta diferentes formas cristalográficas (polimórficas ou alotrópicas) a altas e baixas temperaturas. A temperaturas inferiores a 880° C, a forma estável é o α-titânio, que tem a estrutura cristalina HCP, enquanto que a temperaturas mais elevadas a forma estável é o β-titânio, que tem a estrutura BCC. O módulo de elasticidade e o limite de elasticidade à temperatura ambiente para o α-titânio são aproximadamente 110 GPa e 40 MPa, respetivamente.

Alguns elementos, como o alumínio, o carbono, o oxigénio e o azoto, estabilizam a estrutura do α-titânio, ou seja, aumentam a temperatura de transformação em β-titânio. Outros elementos, como o vanádio, o molibdénio e o tântalo, estabilizam a estrutura do β-titânio, ou seja, alargam o campo de fase ou a região de estabilidade do β-titânio e, assim, reduzem a temperatura de transformação em α-titânio. A liga Ti-6A1-4V, que contém 90% de titânio, 6% de alumínio e 4% de vanádio (% em peso), é popular para implantes dentários e tem recebido atenção para restaurações fundidas. Esta liga tem uma microestrutura duplex, contendo as fases α-titânio e β-titânio, que podem variar substancialmente com o tratamento térmico. Embora o Ti-6Al-4V possa apresentar um limite de elasticidade de 960 MPa, esta liga não tem sido utilizada em fios ortodônticos comerciais, talvez devido às dificuldades de fabrico e à menor formabilidade em comparação com os fios de β-titânio.

Tipos

- Sem tratamento de superfície

- Superfície tratada.

O fio TMA anterior tinha um tratamento Unsurface, pelo que ocorreu uma elevada fricção entre o fio e o bracket.

Recentemente, o processo de implantação de iões foi introduzido por Burstone (1995) para tratar a superfície do fio TMA, alterando as suas propriedades de superfície. Este desenvolvimento tem o potencial de alterar significativamente os padrões de utilização do fio de arco.

Atualmente, o fio TMA de baixa fricção, com uma tonalidade dourada e denominado Honey Dew TMA, está disponível em várias cores na Ormco (Ormco, Glendora, EUA).

O processo de implantação de iões para o tratamento da superfície destes fios diminui as forças de fricção produzidas por estes fios.

Propriedades mecânicas

- Módulo de elasticidade   71,7 GPa ou 10^3 MPa.

* Resistência ao escoamento   : 932 MPa.

* Resistência à tração final   : 1276 MPa.

* Número de curvas a frio de 90° sem fratura   : 4

Estas propriedades produzem várias caraterísticas clinicamente desejáveis.

O baixo módulo de elasticidade produz grandes deflexões para forças reduzidas. A elevada relação entre a tensão de cedência e o módulo de elasticidade produz aparelhos ortodônticos que podem suportar grandes activações elásticas quando comparados com aparelhos de aço inoxidável da mesma geometria.

β O titânio pode ser trabalhado a frio. O fio forjado pode ser dobrado em várias configurações ortodônticas e tem uma formabilidade comparável à do aço inoxidável austenítico.

As propriedades mecânicas de muitas ligas de titânio podem ser alteradas por tratamento térmico que utiliza a transformação da estrutura da rede α para a estrutura da rede β. No entanto, o tratamento térmico do atual fio de titânio β não é recomendado.

* Soldadura

Podem ser efectuadas uniões clinicamente satisfatórias por soldadura de β-titânio. Estas juntas não precisam de ser reforçadas com solda. Recomenda-se a utilização de eléctrodos planos a planos, juntamente com um processo de soldadura por capacitância ligeira.

* Resistência à corrosão

β- O titânio tem uma excelente resistência à corrosão e estabilidade ambiental devido a uma película superficial passiva de TiO_2.

Implantação de iões

Consiste num processo em que os compostos de elementos são ionizados e acelerados em direção a um alvo e depositados no substrato.

Os iões de azoto e de oxigénio são obtidos a partir do plasma e depositados no fio TMA. O titânio reage para produzir óxido e nitreto de titânio, tornando a superfície dura e lisa, reduzindo a fricção na mecânica de deslizamento.

Vantagens da implantação iónica

• Não é produzida uma interface afiada como nos fios revestidos (como com Teflon, 4-Meta, etc.)

• A dimensão do fio mantém-se inalterada.

• A cor, a profundidade e o perfil de concentração podem ser controlados com precisão através da variação do nível de energia.

• Pode ocorrer a baixa temperatura e, por conseguinte, não degrada as propriedades físicas básicas do fio.

Efeito sobre o atrito

Os valores observados para o atrito são os seguintes: (De Burstone et al, 1995)

Fio	Estático	Cinética
TMA não tratada	0.52	0.51
SS	0.19	0.18
TMA tratada	0.13	0.10-0.22

Não há diferença significativa na resistência à tração e no módulo de elasticidade, no entanto, a ductilidade e a resistência à fratura e à fadiga aumentam.

Ideal para situações em que são necessárias forças inferiores às do aço inoxidável e superiores às da liga Ni-Ti.

Aplicação clínica

• O módulo de elasticidade é inferior ao do aço inoxidável, o que torna a sua utilização ideal em situações clínicas em que são necessárias forças inferiores às do aço inoxidável.

• Os requisitos de ancoragem extra-oral são inferiores aos do aço inoxidável.

• Fornece metade da força em comparação com o aço inoxidável, o que permite um engate total do suporte e um maior controlo do binário.

• A boa formabilidade permite que os batentes e os laços sejam dobrados no arame.

• É possível fixar batentes, ganchos e auxiliares activos através da soldadura de fios de beta-titânio, aumentando assim a versatilidade do fio.

Limitação

O coeficiente de atrito é o pior de todas as ligas ortodônticas e, consequentemente, a sua capacidade de acomodar o deslizamento dos dentes é limitada.

Vantagens

• Elevado retorno elástico.

• Elevada formabilidade.

• Baixo módulo de elasticidade.

• Baixa taxa de deflexão da carga.

• Baixa rigidez.

• Estável do ponto de vista ambiental.

• Excelente resistência à corrosão.

• Pode ser unido por soldadura por resistência eléctrica.

Desvantagens

• Elevada rugosidade da superfície, o que aumenta o atrito na interface arame-braçadeira durante o processo de deslizamento do arame.

• Suscetibilidade à fratura durante a flexão.

REFRÊNCIAS

1. Burstone C J, Goldberg A J. Beta Titanium - Uma nova liga ortodôntica. Am J Orthod 1980; 77: 121-132.

2. Garner LD, Allai WW, Moore BK. Uma comparação das forças de fricção durante a retração simulada do canino de um fio de arco contínuo edgewise. Am J Orthod Dentofacial Orthop 1986; 90:199-203.

3. Gurgel JA, Pinzan-Vercelino CR, Powers JM. Propriedades mecânicas dos fios de betatitânio. Angle Orthod. 2011; 81:478-483.

4. Nelson KR, Burstone CJ, Goldberg AJ. Soldagem óptima de fios ortodônticos de titânio ß. Am J Orthod Dentofacial Orthop 1987; 92:213-219.

5. Kula K, Phillipis C, Gilbilaro A, Proffit WR. Efeito da implantação iónica de arcos TMA na taxa de fecho do espaço deslizante ortodôntico. Am J Orthod Dentofacial Orthop 1998; 114:577-581.

6. Ingram SB, Gipe DP, Smith RJ. Comparative range of orthodontic wires. Am J Orthod Dentofacial Orthop 1986; 90:296-307.

7. Kusy RP. Comparação dos tamanhos dos fios de níquel-titânio e beta-titânio com os materiais de fios ortodônticos convencionais. Am J Orthod 1981; 79:625-629.

8. Burstone CJ, Goldberg AJ. Beta titânio: uma nova liga ortodôntica. Am J Orthod 1980; 77: 121-132.

9. Brantley WA, Eliades T. Materiais ortodônticos: Aspectos científicos e clínicos. Stuttgart, Alemanha: Thieme; 2001.

*****

CAPÍTULO 15. ALFA TITÂNIO

Composição

* Titânio-90%

* Alumínio-0 ,06%

* Vanádio-0 ,04%

Estrutura

A estrutura molecular desta liga assemelha-se a uma rede hexagonal bem compactada, em comparação com a rede cúbica centrada no corpo (BCC) da TMA. As redes hexagonais possuem menos planos de deslizamento.

Os planos de deslizamento são planos de átomos num cristal que deslizam uns sobre os outros durante a deformação. Quanto mais planos de deslizamento, mais fácil é deformar o material.

As estruturas BCC são definidas como tendo dois planos de deslizamento mais fácil, enquanto que uma rede Hexagonal Close Pack (HCP) tem apenas um plano de deslizamento ativo ao longo da sua base, pelo que a liga de titânio de fase quase alfa é menos dúctil do que a TMA.

A liga é estritamente uma liga de titânio de fase alfa, em vez de titânio alfa puro, porque há uma certa quantidade de fase beta retida na liga à temperatura ambiente.

Os fios de liga de titânio alfa são mais rígidos em comparação com os fios de níquel titânio. O titânio puro tem diferentes formas cristalográficas a altas e baixas temperaturas. A uma temperatura inferior a 885 °C, a rede hexagonal fechada ou alfa é estável, enquanto a uma temperatura mais elevada o metal reorganiza-se num cristal cúbico centrado no corpo ou beta.

A liga de titânio alfa é obtida pela adição de 6% de alumínio e 4% de vanádio ao titânio. Devido à sua estrutura hexagonal, possui menos planos de deslizamento, o que o torna menos dúctil do que o β-titânio. Os planos de deslizamento são os planos de átomos num cristal que podem deslizar uns sobre os outros durante a deformação permanente.

Quanto maior for o número de planos de deslizamento, mais fácil é deformar o material. Os BCC de titânio 0 têm dois planos de deslizamento, enquanto as estruturas HCP de titânio alfa têm apenas um plano de deslizamento ativo ao longo da sua base, tornando-o menos dúctil.

O titânio alfa endurece ao absorver iões de hidrogénio livres intra-orais que o transformam em hidreto de titânio, à temperatura oral de 37 °C e 100% de humidade. Mollenhauer referiu que, após seis semanas na boca, o fio torna-se frágil para dobrar, pelo que quaisquer modificações, se necessárias, devem ser efectuadas no prazo de seis semanas.

Atualmente, o fio está disponível como uma combinação, a secção anterior é retangular de 0,018" x 0,025" para controlo do binário e travagem, enquanto a secção posterior é oval, afunilando de 0,018" para 0,017". Por conseguinte, pode ser utilizado como um fio de fecho.

<u>REFRÊNCIAS</u>

1. Titânio quase alfa - Um material de arco ortodôntico potencialmente novo. Aust Orthod. J. 1984 Mar; 8 (3): 90-91.

*****

CAPÍTULO 16. ARCOS DE TIMOLIUM

É um fio de titânio de última geração patenteado pela TP orthodontics.

Componentes

* Liga alfa-beta com titânio

* Alumínio

* Vanádio

Tem uma textura de superfície lisa, menos fricção na interface do fio do bracket e melhor resistência do que as ligas de titânio existentes.

Propriedades

* Módulo de elasticidade - 90Mpa, YS-1090 Mpa

* Resistência à tração final - 1280 Mpa.

* O seu elevado limite de elasticidade permite suportar a flexão sem rutura.

* Tem menos defeitos que actuam como propagadores de fissuras.

Ao contrário do fio TMA, é possível fabricar laços e curvas complexas para melhorar as opções de tratamento. É preciso para inclinar e torcer, podendo acelerar o tempo de tratamento. Tem metade da rigidez do aço inoxidável e mais do que a do TMA. Proporciona uma força óptima, mantendo todas as propriedades do titânio. Em comparação com o titânio beta e o aço inoxidável, para a soldadura, apresenta caraterísticas metalográficas pobres com uma vasta área de fusão e porosidades na área de soldadura devido a elementos de liga como o alumínio e o vanádio. No entanto, é excelente para todas as fases do tratamento e, na fase de pormenorização, proporciona um melhor controlo. Não contém níquel, o que elimina o risco de alergias nos pacientes. Disponível em duas formas de arco - Standard e Reto.

REFRÊNCIAS

1. Vinod Krishnan, Jyóthindra Kumar. Angle Orthod 2004; 74: 825-831.

*****

CAPÍTULO 17. FIOS DE TITÂNIO E NIÓBIO

É um fio inovador concebido para a precisão do alinhamento dentário. As suas propriedades metalúrgicas únicas fazem dele a opção de pormenorização intra-oral mais precisa atualmente disponível.

Composição

* Titânio - 73%

* Nióbio - 24%

* Alumínio - 3%

Propriedades mecânicas

* O titânio tem uma boa resistência à corrosão e o nióbio é citocompatível.

* Módulo de Young - 65-93Gpa

* Resistência ao escoamento - 760-930 Mpa

* Resistência à tração final -900-1030 Mpa

Com uma rigidez de 80% da TMA, é perfeita para manter as curvas, mas é suficientemente leve para não ultrapassar a relação arco a arco. É suave e maleável, mas tem uma resiliência igual à do aço inoxidável. É capaz de exercer forças contínuas ligeiras em relação a uma atenuação substancial.

Vantagens

* As propriedades mecânicas facilitam o controlo do binário desde as fases iniciais do tratamento.

* Reduz o período de tratamento e aplica menos tensão na PDL e dor no doente.

REFRÊNCIAS

1. Kusy RP. Biomateriais ortodônticos: Do passado ao presente, Angle Orthod 2002; 72:501-512

*****

CAPÍTULO 18. FIOS ESTÉTICOS

A aparência é uma das principais preocupações dos pacientes durante o tratamento ortodôntico. Existe uma procura crescente de aparelhos estéticos, mas a maioria dos componentes dos aparelhos ortodônticos fixos são metálicos e prateados. Este problema foi parcialmente resolvido com a introdução de brackets estéticos feitos de cerâmica ou compósito, que estão a tornar-se mais populares. No entanto, a maioria dos fios ainda é feita de metais como o aço inoxidável e o níquel-titânio. Foram exploradas várias alternativas para criar um fio estético que permitisse um tratamento ortodôntico eficiente a partir da face vestibular.

O fio estético é altamente desejável para complementar os braquetes estéticos na ortodontia clínica. O primeiro fio ortodôntico não metálico transparente e estético continha um núcleo de sílica, uma camada intermédia de resina de silicone e uma camada externa de nylon resistente a manchas e foi comercializado como Optiflex pela Ormco. Posteriormente, Fallis e Kusy desenvolveram um fio estético contendo fibras de vidro S2 (Owens Corning, Toledo, Ohio) embutidas numa matriz polimérica formada por metacrilato de bisfenol A-diglicidiléter e dimetacrilato de trietilenoglicol. Outro grupo de investigação também desenvolveu um fio de polímero reforçado com fibras.

Embora estes fios estéticos à base de polímeros tenham uma excelente aparência, não têm sido clinicamente populares devido ao seu carácter frágil. Por outro lado, também foram desenvolvidos fios metálicos revestidos com materiais poliméricos, como o teflon e a resina epóxi. Recentemente, foi desenvolvida uma tecnologia de revestimento de materiais biomédicos metálicos baseada numa técnica de implantação iónica por imersão em plasma, e fios implantados com iões, especialmente destinados a melhorar a fricção com os brackets, foram comercializados para ortodontia clínica, embora estes produtos não sejam da cor do dente. *Elayyan et al* realizaram um ensaio clínico aleatório com fio de níquel-titânio revestido com resina epóxi e relataram que o fio revestido recuperado produziu valores de força mais baixos (teste de flexão de três pontos) do que o fio revestido recebido e que 25% do revestimento foi removido em 33 dias in vivo.

<u>REFRÊNCIAS</u>

1. Elayyan F, Silikas N, Bearn D. Ex vivo surface and mechanical properties of coated orthodontic archwires. O Jornal Europeu de Ortodontia. 2008; 30(6): 661-667.

*****

CAPÍTULO 19. FIOS OPTIFLEX

Optiflex é um novo fio ortodôntico que foi concebido para combinar propriedades mecânicas únicas com uma aparência estética. Desenvolvido pela Talass em 1992.

Composição

Fabricado em fibra ótica transparente, é composto por três camadas:

- Um núcleo de dióxido de silício que fornece a força para mover os dentes.

- Uma camada intermédia de resina de silicone que protege o núcleo da humidade e aumenta a sua resistência.

- Uma camada exterior de nylon resistente a manchas que evita danos no fio e aumenta ainda mais a sua resistência.

Optiflex da ORMCO está disponível como fio redondo de 0,017" e 0,021".

Precauções a ter durante a utilização dos fios Optiflex

- Os fios Optiflex devem ser presos aos braquetes com ligaduras elastoméricas. As ligaduras metálicas nunca devem ser utilizadas, uma vez que podem fraturar o núcleo de vidro.

- As curvas acentuadas, semelhantes às colocadas num fio metálico, nunca devem ser tentadas com Optiflex, uma vez que estas curvas fracturam imediatamente o núcleo de vidro.

- Deve ser evitada a utilização de instrumentos com arestas afiadas, como os bisturis, etc. Em vez disso, é utilizada uma pressão suave com os dedos para inserir o fio na ranhura.

- Para cortar a extremidade do fio distal ao molar, recomenda-se a utilização do mini cortador distal que foi concebido para cortar as 3 camadas de Optiflex.

- O Optiflex não deve ser apertado, uma vez que não é necessário apertá-lo, pois a fricção entre a ligadura elastomérica e a superfície exterior do fio elimina o deslizamento indesejado do fio.

<u>**Aplicação clínica**</u>

• É utilizado em pacientes adultos que desejam que o seu aparelho não seja realmente visível por razões relacionadas com preocupações pessoais ou profissionais.

• Pode ser utilizado como fio inicial em casos com quantidades moderadas de apinhamento numa ou em ambas as arcadas.

• Deve ser utilizado em casos a serem tratados sem extração de bicúspides. O Optiflex não é um fio ideal para retração.

• O Optiflex pode ser utilizado na fase pré-cirúrgica em casos que exijam uma intervenção ortognática como parte do tratamento. Optiflex está disponível numa embalagem de dez fios de comprimento reto de 6 polegadas com tamanhos de 0,017" e 0,021".

<u>**Vantagens**</u>

• É o fio ortodôntico mais estético.

• É completamente resistente às manchas e não mancha nem perde o seu aspeto transparente mesmo após várias semanas na boca.

• É eficaz na deslocação dos dentes utilizando uma força contínua ligeira

• O Optiflex é muito flexível e tem uma gama de ação extremamente ampla.

• Quando indicado, pode ser atado com ligaduras electrométricas a dentes severamente desalinhados sem receio de fraturar o fio da arcada.

• Devido às suas propriedades superiores, o Optiflex pode ser utilizado com qualquer sistema de suporte.

<u>REFRÊNCIAS</u>

1. Elayyan F, Silikas N, Bearn D. Superfície ex vivo e propriedades mecânicas de fios ortodônticos revestidos. Eur J Orthod 2008; 30:661-667.

2. Russell JS. Braquetes ortodônticos estéticos. J Orthod 2005; 32:146-163.

3. Burstone CJ, Liebler SAH, Goldberg AJ. Polímeros de polifenileno como fios

ortodônticos estéticos. Am J Orthod Dentofacial Orthop 2011; 139:e391-e398.

4. Talass MF. Tratamento com fio Optiflex de uma mordida aberta de classe III esquelética. J Clin Orthod. 1992; 26:245-252.

5. Imai T, Watari F, Yamagata S, Kobayashi M, Nagayama K, Nakamura S. Efeitos da imersão em água nas propriedades mecânicas do novo fio ortodôntico estético. Am J Orthod Dentofacial Orthop 1999; 116:533-538.

6. Proffit WR, Fields HW, Sarver D M. Contemporary orthodontics, 4th ed., St. St. Louis: Mosby, 2009.

*****

CAPÍTULO 20. FIOS DE SUPERCABOS

Em 1993, a Hanson combinou as vantagens mecânicas dos cabos multitrançados com as propriedades materiais dos fios superelásticos para criar um fio coaxial de níquel-titânio superelástico.

Composição

É composto por sete fios individuais que são entrelaçados numa espiral longa e suave para maximizar a flexibilidade e minimizar a aplicação de força.

Implicações clínicas

Os fios Supercable 0.016" e 0.018" foram os únicos que testaram menos de 100g de força de descarga num intervalo de deflexão de 1-3mm. O Supercable, portanto, demonstra forças ortodônticas ótimas para o periodonto, como descrito por Reitan e Rygh. Arcos relativamente grandes, como 0,018", podem ser colocados no início do tratamento. Ao cortar o Supercable, use sempre um cortador de extremidade distal afiado (No. 619). Um cortador cego tende a rasgar os fios componentes e, assim, a desfazer as extremidades do fio.

Vantagens

* Melhoria da eficiência do tratamento.

* Mecanoterapia simplificada.

* Eliminação da dobragem do fio.

* Flexibilidade e facilidade de envolvimento, independentemente da aglomeração de pessoas.

* Não há indícios de perda de ancoragem.

* Um nível de força ligeiro e contínuo, que impede qualquer resposta adversa do periodonto de suporte.

* Desconforto mínimo para o paciente após a colocação inicial do fio.

* Menos visitas ao paciente, devido à ativação mais longa do arco.

<u>**Desvantagens**</u>

• Tendência das extremidades do fio para se desfiarem se não forem cortadas com instrumentos afiados

• Tendência dos arcos para se partirem e desfazerem nos espaços de extração

• Incapacidade de acomodar curvas, degraus ou hélices

• Tendência das extremidades dos fios para migrarem para distal e ocasionalmente irritarem os tecidos moles à medida que os dentes severamente apinhados ou deslocados começam a alinhar-se.

<u>REFRÊNCIAS</u>

1. Proffit WR, Fields HW, Sarver D M. Contemporary orthodontics, 4th ed., St. St. Louis: Mosby, 2009.

2. Burstone CJ, Liebler SAH, Goldberg AJ. Polímeros de polifenileno como fios ortodônticos estéticos. Am J Orthod Dentofacial Orthop 2011; 139:e391-e398.

3. Berger J, Byloff K, Waram T. Supercable e o sistema SPEED. J Clin Orthod 1988; 32: 246-253.

****

CAPÍTULO 21. FIOS DE ARCO REVESTIDOS

Estes fios são SS/NiTi revestidos com Teflon / 4 META/Tooth colorido epoxyresin. O teflon (tetrafluoretileno) é conhecido por ser biologicamente inerte e admiravelmente adequado para utilização no ambiente oral hostil. O teflon adere bem às ligas de NiTi, que têm uma superfície inerentemente porosa. Os metais também podem ser revestidos com substrato, sendo o revestimento mais frequentemente utilizado o teflon.

Propriedades

* Resistência à tração: 2500-3500 psi

* Resistência ao aço: 400-800 psi

Vantagens

* Estética

* Redução do atrito cinético

* Hipoalérgico.

Desvantagens

* O arredondamento das arestas em fios rectangulares ocorre após o revestimento de Teflon

* A perda do bisel de borda leva à perda de eficácia do binário.

Produtos disponíveis

* Fio branco Lee (Lee pharmaceuticals) Fios SS revestidos a resina epóxi (bobina) Fios NiTi pré-formados e torcidos (pré-formados)

* Imagination - SS e NiTi (super elástico) revestidos a resina epóxi na cor dos dentes, redondos, rectangulares e quadrados.

* Nitinol revestido a teflon (disponível nas cores azul, verde e púrpura)

REFRÊNCIAS

1. lijima M, Muguruma T, Brantley WA Choe H, Nakagaki S, Alapati SB, Mizoguchi I. Efeito do revestimento nas propriedades dos fios ortodônticos estéticos de

níqueltitânio. Angle Orthod 2012; 82:319-325.

2. Faltermeier A, Rosentritt M, Reicheneder C, Behr M. Descoloração de adesivos ortodônticos causada por corantes alimentares e luz ultravioleta. Eur J Orthod 2008; 30:89-93.

3. Lopes da Silva D, Mattos CT, Almeida de Arau' Jo MV, Ruellas NC. Estabilidade de cor e fluorescência de diferentes fios ortodônticos estéticos. Angle Orthod 2013; 83:127-132.

4. Zufall SW, Kusy RP. Sliding Mechanics of Coated Composite Wires and the Development of an Engineering Model for Binding (Mecânica de deslizamento de fios compostos revestidos e desenvolvimento de um modelo de engenharia para ligação). Angle Orthod 2000; 70:3447.

*****

CAPÍTULO 22. FIO DE POLÍMERO ORGÂNICO

Os pacientes que usaram braquetes estéticos de cerâmica ou de plástico durante o tratamento ortodôntico provavelmente vão querer retentores estéticos após o tratamento. Embora as contenções fixas linguais mandibulares sejam discretas, as populares contenções maxilares do tipo Hawley incluem fios labiais altamente visíveis.

Atualmente, os polímeros orgânicos são utilizados em muitos materiais ortodônticos devido às suas qualidades estéticas. No entanto, os fios de polímeros orgânicos geralmente têm baixa elasticidade e, portanto, são facilmente deformados e não exercem força suficiente para a movimentação e retenção dos dentes. Se os fios forem fabricados com um módulo de elasticidade elevado, tornam-se frágeis. Os polímeros orgânicos também descoloram devido à sua tendência para absorver líquidos.

Um fio de retenção maxilar de polímero orgânico (QCM) é feito de tereftalato de polietileno redondo com 1,6 mm de diâmetro (Fig. 30). Este material pode ser dobrado com um alicate, mas voltará à sua forma original se não for tratado termicamente durante alguns segundos a uma temperatura inferior a 230°C (ponto de fusão). Ao pré-fabricar os fios de retenção do QCM, a parte anterior do fio e a parte "ondulada" são tratadas termicamente a cerca de 150°C imediatamente após a dobragem. A porção anterior é deixada plana para minimizar o desconforto do paciente.

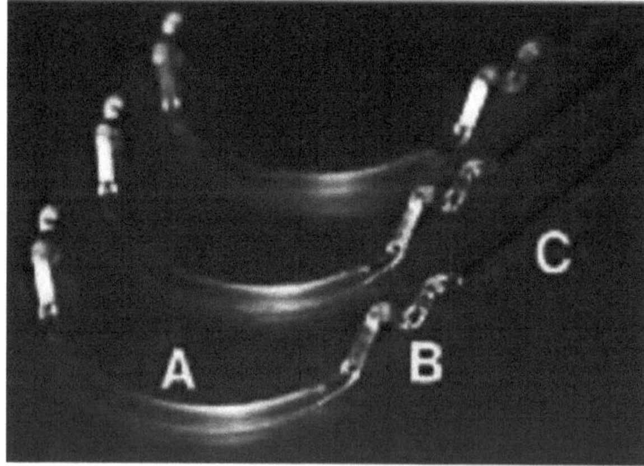

Após o tratamento térmico, apresenta poucas deformações. O encolhimento que ocorre com o aquecimento permite que o fio se encaixe mais confortavelmente no molde, e a redução no comprimento total pode ser compensada pela extensão das "ondas". Foi observada uma maior contração nas porções posteriores do fio do que na porção anterior. Isso se deve ao fato de que o segmento anterior e as "ondas" são inicialmente tratados termicamente a 150°C para formar o retentor. Não foi observada descoloração significativa do fio QCM, indicando que ele não absorve líquidos. Este facto contribui para a qualidade estética do retentor.

Em conclusão, o retentor QCM tem caraterísticas estéticas altamente desejáveis e propriedades físicas adequadas. Os pacientes que o usaram até à data ficaram totalmente satisfeitos e, por conseguinte, mais propensos a cumprir a retenção a longo prazo.

<u>REFRÊNCIAS</u>

1. Watanabe M, Nakata S, Morishita T. Fio de polímero orgânico para retentores maxilares estéticos. J Clin Orthod 1996; 30: 266-271.

2. Sa'do B, Nakata S, Morishita T, Nakasima A. Novos e estéticos retentores maxilares de polímero orgânico. J Clin Orthod 2001; 35:322-324.

3. Burstone CJ, Liebler SA, Goldberg AJ. Polímeros de polifenileno como fios ortodônticos estéticos.Am J Orthod Dentofacial Orthop 2011; 139:e391-e398.

*****

CAPÍTULO 23. ARCOS DE SEGURANÇA DEAD SOFT

Estes fios foram introduzidos recentemente por Binder e Scott. Num caso sem extração, um fio de arco é normalmente colocado para iniciar o movimento dentário imediatamente após a colagem. No entanto, num caso de extração, um fio de arco adequado pode criar um movimento dentário indesejado antes de se efetuar a extração. Este problema pode ser evitado colocando arcos seccionais feitos de fio de latão macio e morto ou fios duplos torcidos de fios de ligadura de aço inoxidável macios e mortos de 0,008" ou 0,010". Estes arcos são dobrados para ficarem passivamente em todas as fixações.

O mesmo tipo de arcos seccionais pode ser usado como arcos finais numa ou em ambas as arcadas em conjugação com elásticos snake para melhorar a intercuspidação antes da remoção do aparelho.

REFRÊNCIAS

1. Robert E. Binder, Allison Scott. J Clin Orthod novembro 2001:682

*****

CAPÍTULO 24. APLICAÇÃO DE ARCOS

Depois de resumir o estado da arte dos arcos nos últimos 50 anos, vamos explorar a forma como se complementam e suplementam na prática quotidiana, aplicando os conceitos de rácios de propriedades elásticas.

A este respeito, seria adequado fazer alguma referência à força, à rigidez e à amplitude em função das diferentes fases do tratamento.

Fase inicial

Durante a fase inicial do tratamento, em que se pretende um nivelamento e alinhamento iniciais, procura-se um grande alcance e forças ligeiras.

Fazendo referência aos rácios de propriedades elásticas de resistência, rigidez e amplitude, são sugeridos dois tipos principais de fios - um fio de aço inoxidável multiestrato ou um fio do tipo nitinol.

A primeira capitaliza a ortodontia convencional de secção transversal variável, que foi tabulada há muitos anos num livro de ortodontia do Dr. Raymond Thurow.

Esta última faz uso da ortodontia de módulo variável, na qual três das quatro principais ligas atualmente utilizadas têm rigidezes diferentes para a mesma forma e tamanho de fio.

Fase intermédia

À medida que o tratamento avança para a fase intermédia, as ligas de beta-titânio tornam-se vantajosas, uma vez que a sua formabilidade, retorno elástico, alcance e forças modestas por unidade de desativação se tornam favoráveis.

No entanto, os tamanhos maiores de nitinol podem ainda ser úteis neste caso, se for utilizada uma ranhura de 0,022 polegadas.

Se for necessária uma mecânica de deslizamento, podem ser utilizados arames de aço inoxidável subdimensionados.

Fase final

À medida que o doente ortodôntico progride para a fase final do tratamento, em que é necessária uma maior estabilidade do arco e pequenos movimentos dentários, são aceitáveis fios com rigidez substancial, mas com intervalos limitados.

Consequentemente, podem ser utilizados fios de beta-titânio ou de aço inoxidável de grande calibre para manter a forma da arcada enquanto se efectuam pequenos movimentos de rotação, translação ou inclinação.

A liga a utilizar neste caso depende exatamente dos pormenores do caso - ou seja, se é mais importante ter mais alcance, como proporcionado por um fio de beta-titânio, ou mais rigidez, como proporcionado por um fio de aço inoxidável.

<u>REFRÊNCIAS</u>

1. Proffit WR, Fields HW, Sarver D M. Contemporary orthodontics, 4th ed., St. St. Louis: Mosby, 2009.

2. Kusy RP. Biomateriais ortodônticos: Do passado ao presente, Angle Orthod 2002; 72:501-512.

3. Kusy RP. Uma revisão dos arcos contemporâneos: Suas propriedades e caraterísticas. Angle Orthod 1997; 67:197-207

4. O'Brien W J: Dental materials and their selection, terceira edição, Quintessence Publishing Co, Inc2002.

*****

CONCLUSÃO

Os fios desempenham um papel importante no domínio da ortodontia. Nas últimas décadas, foi introduzida na ortodontia uma infinidade de novos fios e ligas, a começar pelos fios de ouro, que eram muito utilizados. No entanto, devido à introdução de fios de aço inoxidável com boas propriedades e uma boa relação custo-eficácia, o aço inoxidável passou a fazer parte do armamento da ortodontia. Desde então, foram introduzidos na ortodontia muitos fios metálicos como o cobalto-crómio, beta-titânio, níquel-titânio, fios multiestrantes, que têm a sua própria importância e podem ser utilizados como veículo nas várias fases do tratamento. Atualmente, estão a ser introduzidos arcos estéticos para obter um aspeto estético com as boas propriedades dos arcos. Está a ser feita uma investigação extensiva para criar um fio ideal tendo em consideração o fator estético. Nenhum fio pode ser utilizado em todas as fases do tratamento. É necessário ter em consideração as propriedades das diferentes ligas de arcos e depois utilizá-las no tratamento. Esses fios demonstram um amplo espetro de propriedades mecânicas e aumentaram a versatilidade do tratamento ortodôntico. A utilização adequada de todos os tipos de fios disponíveis pode aumentar o conforto do paciente, reduzir o tempo de cadeira e a duração do tratamento. Isto ajuda o clínico a restaurar mais rapidamente os sorrisos de milhões de pessoas.

Pode ser benéfico explorar as qualidades desejáveis de um determinado tipo de fio que é especificamente selecionado para satisfazer as exigências da situação clínica em causa. Os fios com superelasticidade e com memória de forma têm ajudado o ortodontista a realizar uma movimentação dentária mais eficiente. Atualmente, os fios estéticos e os fios coloridos estão a ser utilizados para obter uma melhor aceitação por parte dos pacientes. O tratamento tornou-se mais simples e é efectuado com uma sequência lógica de fios da arcada. Anteriormente, eram necessários muitos arames no tratamento, mas com a introdução de novos arames são necessários apenas alguns arames para obter os resultados desejados.

O clínico deve ponderar os requisitos de cada caso individual em cada momento e selecionar o fio de arco com base na formação e experiência.

Esperamos que as informações fornecidas nesta dissertação ajudem nesse processo de decisão e lhe proporcionem uma compreensão mais clara da satisfação das suas necessidades de seleção de arame. Devemos sempre tentar utilizar materiais e técnicas de qualidade superior e reformular a nossa mecânica para obter melhores resultados.

Gostaria de concluir dizendo que o futuro está em encontrar novos materiais que proporcionem forças de movimentação dentária mais fisiológicas. A busca por novos fios ortodônticos continua.

*****

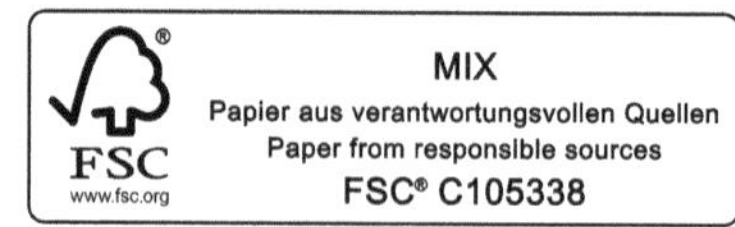

Printed by Books on Demand GmbH, Norderstedt / Germany